Dr. Claudia Nichterl

einfach essen – leichter leben

Ernährung bei Histaminunverträglichkeit

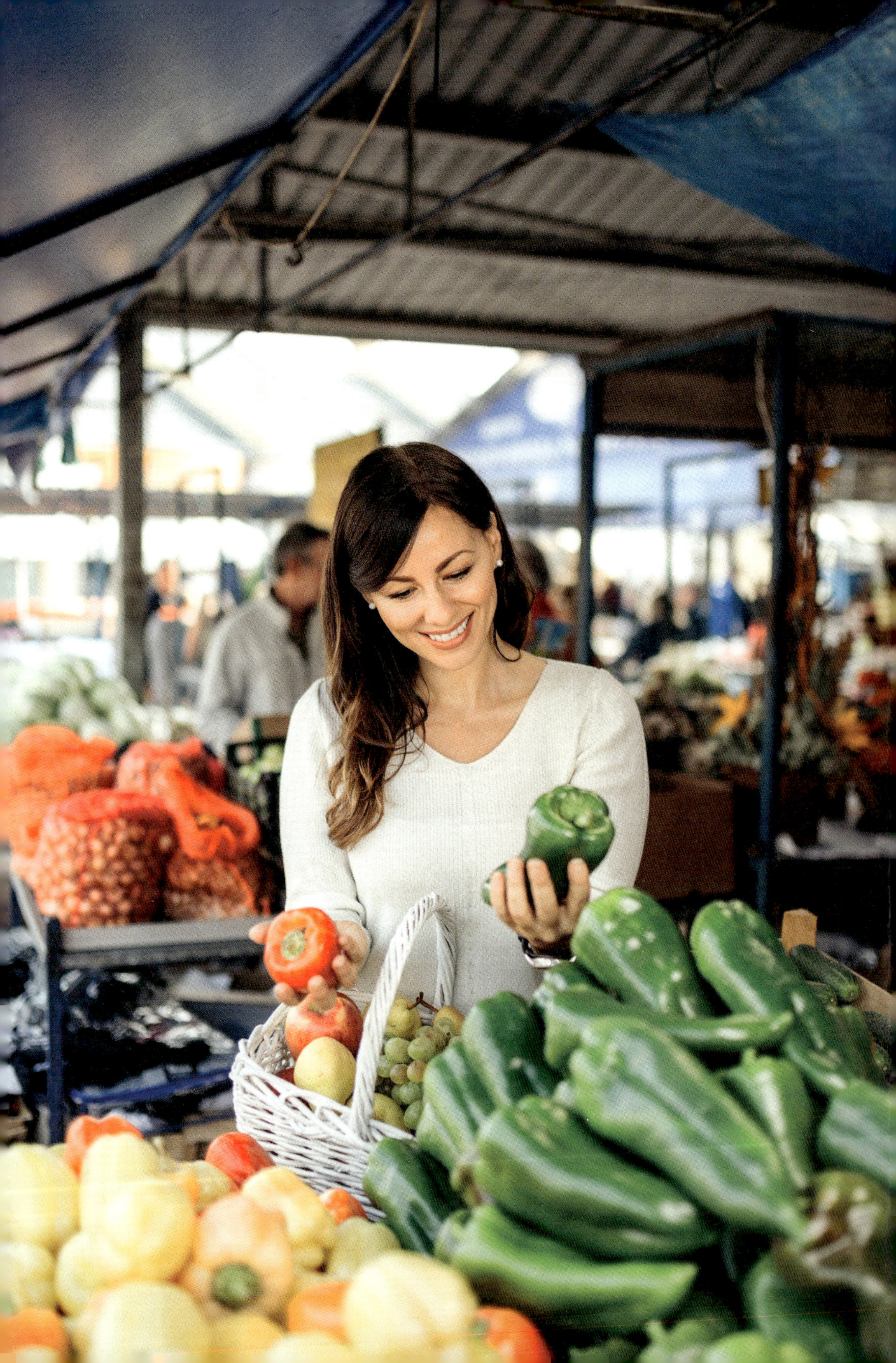

einfach essen

DR. CLAUDIA NICHTERL

leichter leben

ERNÄHRUNG BEI HISTAMIN UNVERTRÄGLICHKEIT

KNEIPP
VERLAG WIEN

Inhalt

Über dieses Buch

Leiden Sie nach dem Genuss von Rotwein, Hartkäse, Tomaten oder Schokolade unter Symptomen wie Kopfschmerzen, einer rinnenden Nase, Magen-Darm-Beschwerden oder Hautveränderungen bis hin zu Herz-Kreislauf-Beschwerden, so könnte eine Histamin-unverträglichkeit eine mögliche Ursache sein.

Histaminose oder Histaminintoleranz ist die wohl komplexeste Symptomatik bei Lebensmittelunverträglichkeiten. Schätzungen zufolge leiden ca. ein bis zwei Prozent der europäischen Bevölkerung an einer Histaminintoleranz, mehrheitlich Frauen im mittleren Alter. Rund 100.000 Österreicherinnen und Österreicher sind davon betroffen. Die Symptome sind vielfältig, von Kopfschmerzen, Magen-Darm-Beschwerden, Kreislaufproblemen bis hin zu chronischer Müdigkeit, Hitzewallungen, Juckreiz u. v. m. Ursache für diese Beschwerden ist ein Missverhältnis zwischen der Menge Histamin, die über die Nahrung aufgenommen wird, und jener, die vom Körper abgebaut wird. Oft erfolgt eine Diagnose erst nach einem jahrelangen Leidensweg. Betroffene stehen meist alleine da, sind völlig überfordert mit der neuen Situation und es stellen sich viele Fragen:

Wie funktioniert eine ausgewogene, histaminarme Ernährung? Wie kann eine histaminarme Ernährung im beruflichen Alltag durchgeführt werden? Welche Diagnosemöglichkeiten sind seriös und sinnvoll? Welche Unterstützung braucht der Körper, um die körpereigene Histaminproduktion zu drosseln und den Histaminabbau zu fördern? Diese und viele andere Fragen werden in diesem Ratgeber beantwortet.

Oft kommt es vor, dass sich Betroffene und selbst Fachleute mit einer Abgrenzung zwischen Allergien und Unverträglichkeiten schwertun. Dabei sind die Unterschiede gravierend und die

Behandlungsansätze unterschiedlich. Dieses Buch gibt einen kurzen Überblick über die fachlichen Hintergründe und erklärt auch die Zusammenhänge, die zwischen Immunsystem und Darmgesundheit bestehen. Meine fast 20-jährige Tätigkeit als Ernährungsberaterin und Expertin für Traditionelle Chinesische Medizin (TCM) hat gezeigt, dass auch die Auswahl der Zutaten und die Art der Zubereitung einen wesentlichen Einfluss auf die individuelle Verträglichkeit haben. Sämtliche Tipps und Rezepte haben großen Praxisbezug und basieren auf den Grundlagen der TCM.

Individuell abgestimmte Ernährung und entsprechende Lebensstilmaßnahmen leisten einen wertvollen Beitrag zur Verbesserung des Wohlbefindens. Dieser Ratgeber richtet sich gezielt an Betroffene mit Histaminintoleranz. Im theoretischen Teil werden die Grundlagen und Zusammenhänge übersichtlich dargestellt. Ein Schwerpunkt ist der ganzheitliche Blick auf die Beschwerden mit Einbeziehung von Darm- und Lebergesundheit, Immunsystem und Stressbewältigung. Der individuelle Blickwinkel nach TCM rundet das Therapiekonzept ab.

Im praktischen Teil bietet das Buch Rezepte für die ersten Wochen nach der Diagnose – die sogenannte Karenzphase, wo der Schwerpunkt auf stärkenden und unterstützenden Rezepturen liegt. Es folgen Tipps und Rezepte, in denen nach und nach mehr Lebensmittel in die Rezepturen eingebaut werden und so der Übergang zu einer ausgewogenen Dauerernährung gewährleistet ist.

Einfache, gut in den Alltag integrierbare Rezepte versorgen Ihren Körper mit wichtigen Vitalstoffen. Die Speisen sind leicht nachzukochen und schmecken der ganzen Familie. Neben den anschaulichen Erklärungen beinhaltet das Buch viele praxistaugliche Tipps und Empfehlungen, anhand derer eine dauerhaft erfolgreiche Umstellung Ihrer Ernährung möglich ist. Toleranzentwicklung fördern und unnötige Einschränkungen vermeiden ist die Devise. Mit frisch gekochten Mahlzeiten bekommt Ihr Körper eine wichtige Unterstützung, das Verdauungssystem wird weniger empfindlich und eine dauerhaft genussvolle Ernährung ist möglich.

Allergie und Unverträglichkeit – was ist der Unterschied?

Wenngleich im täglichen Sprachgebrauch oft synonym verwendet, besteht zwischen einer Allergie und einer Unverträglichkeit ein großer Unterschied, der sich auch in den Therapiemaßnahmen widerspiegelt.

Allergie und Unverträglichkeit – die medizinische Sicht

Spätestens seit der Einführung der Allergenkennzeichnung in der Gastronomie sind Allergien und Lebensmittelunverträglichkeiten ein Thema, das von der Öffentlichkeit wahrgenommen wird. Bis heute gibt es allerdings Diskussionen darüber, ob das wirklich nötig sei: Nur wegen ein wenig Bauchweh beim Verzehr von Gluten oder Ähnlichem wird so viel Aufwand betrieben? – fragen Kritiker. Für Betroffene ist eine ausführliche Kennzeichnung im Extremfall lebensrettend, weil heftige allergische Reaktionen (z. B. auf Erdnüsse) einen Kreislaufzusammenbruch auslösen können.

Allergien und Unverträglichkeiten sind zwei völlig verschiedene Thematiken. Zwar drehen sich beide um Ernährung, haben aber, medizinisch betrachtet, wenig miteinander zu tun. Im Folgenden erfahren Sie, wo die Unterschiede liegen, wie die Histaminintoleranz einzuordnen ist und warum die Allergenkennzeichnung doch kein Unsinn ist!

Eine echte Allergie ist eine Überempfindlichkeitsreaktion, die beispielsweise aufgrund des Verzehrs eines Lebensmittels (z. B. Sojabohnen) durch das Immunsystem hervorgerufen wird. Unsere Körperzellen bilden dabei Antikörper, die mit einem Bluttest nachweisbar sind.

Lebensmittelunverträglichkeiten wie Laktose- oder Fruktose-intoleranz sind hingegen Überempfindlichkeitsreaktionen, die *nicht* durch das Immunsystem hervorgerufen werden. Die Ursache bei diesen Unverträglichkeiten (Intoleranzen) ist ein Enzymmangel, wodurch der Abbau der Substanzen gestört bzw. verringert ist und die Beschwerden durch eine Überlastung des Darms auftreten *(siehe »Einfach essen – leichter leben bei Fruktose und Laktoseunverträglichkeit«, Kneipp Verlag 2019).*

Die Histaminintoleranz liegt in ihrem Gesamtgeschehen dazwischen, ist bei Durchlaufen der gängigen Diagnostik und Empfehlungen sehr komplex und löst durch die widersprüchlichen Empfehlungen und Verbote großen zusätzlichen Stress bei den Betroffenen aus. Dieses Buch verfolgt einen anderen Weg, motiviert zum Ausprobieren und macht Mut, Ernährung und Gesundheit eigenverantwortlich in die Hände zu nehmen. Für ein besseres Verständnis werden auf den folgenden Seiten die Zusammenhänge kurz und verständlich dargestellt. Der Vier-Wochen-Ernährungsplan im Anschluss bringt meiner Erfahrung nach rasch Linderung und verbessert den Allgemeinzustand.

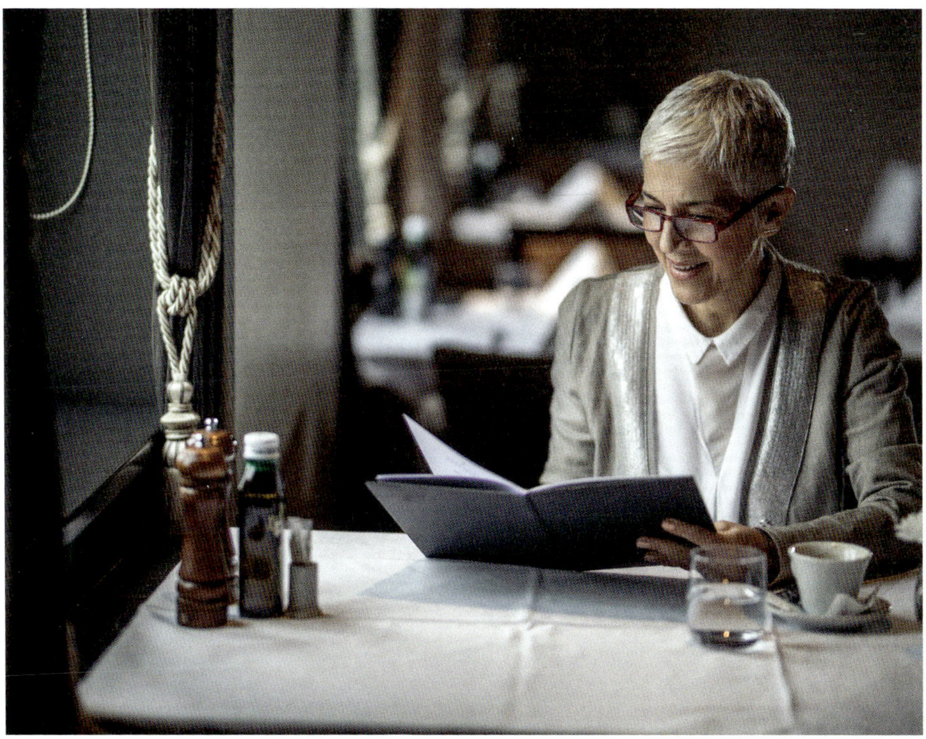

Histamin – alles, was Sie zu diesem Thema wissen sollten

Histamin ist eine überaus komplexe Thematik. Die Ursachen für eine Histaminintoleranz können unterschiedliche Gründe haben, was bei Betroffenen bisweilen für Verunsicherung sorgt, weil in der Flut an Informationen der Blick auf das Wesentliche oft verloren geht.

Histamin, ein sogenanntes biogenes Amin, ist ein Botenstoff bzw. eine Substanz, die in jedem Organismus, und damit auch vom menschlichen Körper selbst produziert wird. Wenn wir uns an Brennnesseln brennen, haben wir einen Juckreiz als allergische Reaktion, der einerseits von unserem eigenen Histamin ausgelöst wird, aber auch vom Histamin, das von der Brennnessel in unsere Haut injiziert wurde. Histamin ist »schuld«

Vorsicht mit Brennnesseltee – er enthält viel Histamin und ist für Allergiker oder bei Histaminintoleranz nicht verträglich.

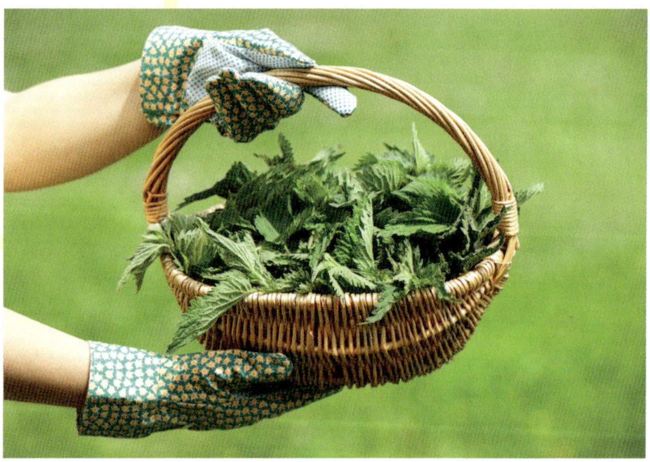

an den juckenden Pusteln nach einem Mückenstich oder an einer rinnenden Nase bei Heuschnupfen. Sämtliche Beschwerden bei Allergien werden durch die sogenannte Histaminausschüttung ausgelöst.

Histamin wirkt auf vielfältige Art und Weise in unserem Körper, und da Histamin so eine große Rolle spielt, produziert unser Körper Histamin auf Vorrat und speichert es u. a. in den sogenannten Mastzellen.

Mastzellen befinden sich vor allem in der Haut, in der Lunge, in der Schleimhaut des Magen-Darm-Trakts und im Hypothalamus. Auch die Leber ist histaminreich. Angeregt durch verschiedene Reize (Infektionen, Verletzungen, Lebensmittel, Medikamente, Insektengifte, physische Belastungen) schütten die Mastzellen Histamin aus, lokal oder über den Blutkreislauf. Der Abbau erfolgt über Enzyme, wobei normalerweise in unserem Körper ein Histamingleichgewicht herrscht.

An dieser Stelle noch ein Vergleich, weil oft großes Unverständnis vorliegt, warum eine Substanz, die ja vom Körper selbst produziert wird, solche Beschwerden auslösen kann. Es ist eine Frage der Dosis, ähnlich wie beim Salz: Eine kleine Prise verbessert den Geschmack, ein ganzer Esslöffel Salz verdirbt die Speise – die Dosis macht das Gift!

Aufgaben von Histamin

Histamin ist an der Regulation unzähliger Stoffwechselvorgänge beteiligt. Seine vermutlich wichtigste Funktion ist es, bei einem Angriff den Körper in einen Ausnahmezustand zu versetzen, z. B. bei allergischen Reaktionen oder bei Viren- und Bakterienbefall.

Histamin

- reguliert den Schlaf-Wach-Rhythmus, die Magensaftsekretion, die Körpertemperatur und das Schmerzempfinden, die Lernfähigkeit und das Gedächtnis,
- erweitert die Gefäße (vasodilatatorischer Effekt),
- steuert den Appetit,
- löst Seekrankheit aus,
- lenkt Emotionen und
- wirkt als Botenstoff im Gehirn (Neurotransmitter).

Histamin in der Nahrung

Histamin und Lebensmittel sind ein komplexes Thema – hier ein kurzer Überblick über die Zusammenhänge und warum Betroffene Beschwerden entwickeln.

Lebensmittel enthalten Histamin

Da Lebensmittel – pflanzliche und tierische – ebenfalls biologisch lebendige Organismen sind, produzieren auch diese in ihren Zellen Histamin. Vor allem durch Lagerung, Reifung und Verarbeitung steigt der Histamingehalt im Lebensmittel an. Durch den bakteriellen Abbau der Aminosäure Histidin entstehen in Lebensmitteln sogenannte biogene Amine – wie das Histamin –, die als Aroma- und Geschmacksstoff für den »reifen« und besonderen Geschmack sorgen (z. B. Sauerkraut, Rohwurst, Käse). In langsam reifenden Käse- und Wurstsorten (z. B. Roquefort, Salami) findet man höhere Konzentrationen an Histamin, da die Mikroorganismen über einen längeren Zeitraum aktiv sind und mehr Histidin zu Histamin abbauen können.

Der Histamingehalt ist umso höher, je älter und gereifter ein Lebensmittel ist.

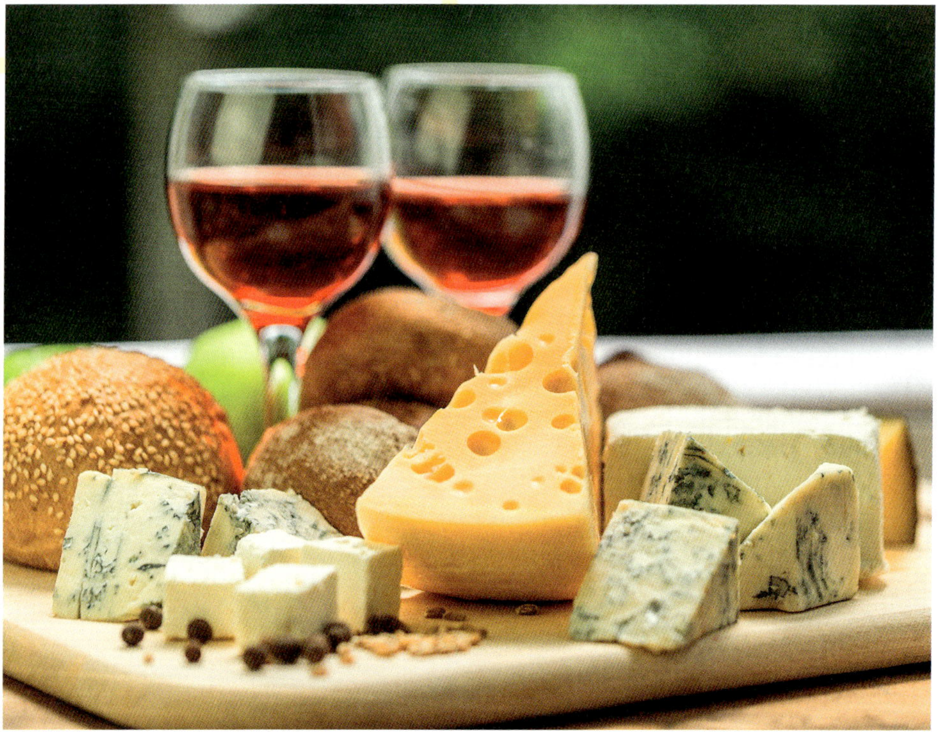

Lebensmittel mit hohem Histamingehalt

Wein, Bier, Sekt, reifer Käse, Salami, geräucherte Würste oder gepökelte Fleischwaren, Schweinefleisch, Landjäger, Bündnerfleisch, Fischkonserven, Sauerkraut, grüner und schwarzer Tee.

Wichtig: Histamin ist hitze- und kältestabil und bleibt auch nach küchentechnischer Behandlung wie Einfrieren, Kochen, Backen erhalten.

Wenn wir Lebensmittel verzehren, führen wir uns Histamin in unterschiedlichen Konzentrationen zu. Je älter und gereifter ein Lebensmittel, desto höher ist der Histamingehalt. Verdorbene Lebensmittel enthalten ebenfalls sehr viel Histamin.

Normalerweise wird nach positiver Diagnose einer Histaminintoleranz eine histaminarme Ernährung empfohlen. Das Vermeiden von stark histaminhaltigen Speisen und Getränken ist eine wichtige Basis, um den Körper zu entlasten. Bei den stark histaminhaltigen Lebensmitteln handelt es sich vor allem um Genussmittel, deren Reduktion einer ausgewogenen Ernährung zuträglich ist.

Fokussieren Sie sich auf die Vielfalt der Nahrungsmittel, die zur Verfügung steht bzw. frisch gekochtes Essen, welches guttut und Vitamine und Nährstoffe liefert. Damit übernehmen Sie Verantwortung und fühlen sich nicht als »Opfer«, das sich in Verzicht üben muss.

Lebensmittel setzen Histamin frei

Es gibt allerdings auch Lebensmittel, die das im Körper gebundene Histamin auf unerwünschte Weise freisetzen können. Diese Lebensmittel bezeichnet man als Histaminliberatoren (= Freisetzer). Dazu zählen beispielsweise Erdbeeren, Tomaten, Schokolade, Kakao, Cashewnüsse und Walnüsse.

Lebensmittelzusatzstoffe wie Tartrazin (Farbstoff in Gummibärchen) oder Tyramin (in Käse, Hefe, Schokolade), Glutamat, Aspartam und Sorbinsäure setzen ebenfalls Histamin im Körper frei.

Lebensmittel hemmen den Abbau von Histamin

Als ob es nicht schon kompliziert genug wäre, gibt es auch Lebensmittel, die den Abbau von Histamin durch Blockade des Enzyms DAO (Diaminoxidase) im Körper hemmen. Dazu zählen:

- Alkohol
- Kakao (z. B. in Schokolade)
- Schwarzer und grüner Tee
- Mate-Tee
- Energy Drinks (mit Inhaltsstoff Theobromin)

Alkohol – bitte meiden

Alkoholische Getränke beinhalten zwar im Vergleich zu anderen Lebensmitteln eine geringe Menge an Histamin, allerdings erfolgt die Histaminaufnahme durch Flüssigkeiten in konzentrierter Form. Alkohol erhöht zudem die Durchlässigkeit der Darmwand und somit auch die Durchlässigkeit für Histamin. Zusätzlich wird die DAO durch das Abbauprodukt Acetaldehyd gestört. Rotweine weisen die höchsten Histaminwerte auf. Unter den Bieren sind obergärige Biere (Weizenbiere) histaminhaltiger als untergärige Biere. Auch alkoholfreie Biere sind histaminhaltig!

Histamingehalt ausgewählter Lebensmittel – eine Übersicht

Käse:

Käsesorten, die lange reifen müssen, sind besonders heikel, da Histamin durch die mikrobielle Reifung in Lebensmitteln entsteht. Dazu zählen vor allem Hartkäse wie Emmentaler, Bergkäse, Alpenkäse, Parmesan und teilweise Cheddar. Bei Schimmelkäse sollten Sie alle voll- und überreifen Sorten, z. B. halb flüssigen Camembert, meiden. Rohmilchkäse enthalten aufgrund der Rohmilchflora mehr Histamin. Sie sind als Rohmilchkäse deklariert, wobei anzumerken ist, dass die meisten Ab-Hof-Produkte aus Rohmilch sind. Bei Schmelzkäse wird ein hoher Histamingehalt vermutet, da er aus Emmentaler hergestellt wird.

Fleisch:
Sehr histaminreich ist Rinderleber, wobei Rindfleisch selbst stabiler als Schweinefleisch ist, das heißt, weniger rasch verdirbt und deshalb oft gut vertragen wird.

Schweinefleisch und seine Derivate sind sehr große Histaminliberatoren, da dieses Fleisch sehr schnell verwest und damit auch noch andere biogene Amine freigesetzt werden wie Cadaverin, Putrescin etc.

Fisch:
Fisch ist ein schnell verderbliches Lebensmittel, wodurch große Mengen Histamin freigesetzt werden. Fisch, der »auf Eis« gelagert wird, ist histaminhaltiger als Fisch, der bereits fangfrisch tiefgekühlt wird. Thunfisch, Sardinen, Sardellen und Heringe sind zu meiden! Ist der Fisch durch Einsalzen und/oder Räucherung konserviert, ist mit einer hohen Histaminbelastung zu rechnen. Für Meeresfrüchte gilt das Gleiche wie für Fisch.

Gemüse:
Sauerkraut ist durch die Fermentation sehr histaminhaltig. Gemüse wie Spinat, Tomaten (Ketchup!), Melanzani, Steinpilze, Morcheln und Avocado sollten ebenfalls in der ersten Karenzphase gemieden werden.

Eine Auflistung von Lebensmitteln mit hohem Histamingehalt finden Sie auf der Innenseite der Buchklappe.

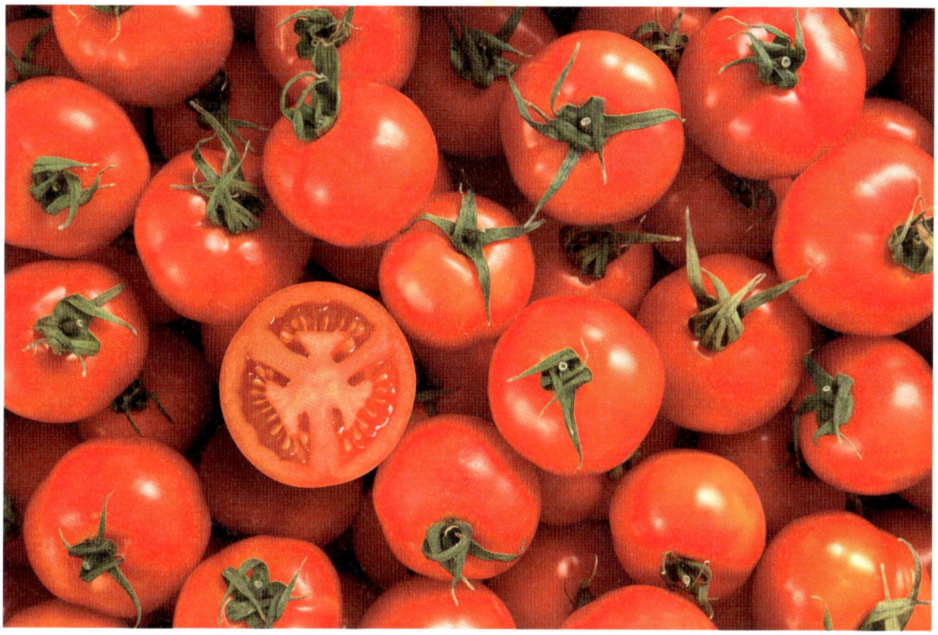

Lebensmittel, die im Körper unspezifisch Histamin freisetzen können (= Histaminliberatoren, enthalten biogene Amine)

- Zitrusfrüchte wie z. B. Orangen, Grapefruits etc.
- Ananas, Bananen, Birnen, Erdbeeren, Himbeeren, Kiwis, Papayas, Pflaumen
- Fruchtsäfte
- Nüsse, insbesondere Walnüsse, Cashewnüsse
- Avocados, Champignons, Tomaten
- Hülsenfrüchte
- Weizenkeime
- Kakao und Schokolade
- Zusatzstoffe wie z. B. Glutamat, Benzoate, Farbstoffe, Sulfite, Nitrite

Zusatzstoffe mit Histamin

Frisch gekocht ist die bessere Alternative

- Farbstoffe: Tartrazin (E 102), Chinolingelb (E 102), Gelborange S (E 110), Azorubin (E 122), Amarant (E 123), Cochenillerot A (E 124), Erythrosin (E 127)
- Konservierungsstoffe: Sorbinsäure und Salze (E 200–203), Benzoesäure und Salze (E 210–213), PHB-Ester (E 220–227)
- Dipheyl und Orthaphenyl (E 231–232), Thrabenrudazol (E 223)
- Sonstige: Nitrate (E 251–252), Glutamate (E 620–625)
- Säureregulatoren (Di-, Tri- und Polyphosphate)
- Antioxidantien: Butylhydroxyanisol (BHA), Butylhydroxytoluol (BHT)

Wie erfolgt der Abbau von Histamin?

Sie haben inzwischen viele Informationen über Histamin bekommen, wofür es im Körper produziert wird, wie es über Lebensmittel in unseren Körper gelangt oder die Produktion beeinflusst. Nun befassen wir uns mit der Frage: Wie werden wir Histamin wieder los? Wie wird es abgebaut?

Für den Abbau von Histamin sind zwei Prozesse in unserem Körper zuständig: **Endogenes (körpereigenes) Histamin** wird durch die sogenannte N-Methyltransferase abgebaut, **exogenes Histamin (aus Lebensmitteln)** wird im Darm durch das Enzym Diaminoxidase (DAO) abgebaut.

Bei gesunden Menschen wird laufend DAO produziert und das mit der Nahrung aufgenommene Histamin kann bereits im Darm »neutralisiert« werden. Natürlich funktioniert das nur bis zu einer gewissen Grenze, denn auch ein gesunder Mensch kann die typischen Symptome einer »Histaminvergiftung« bekommen, wenn er zu viel Histamin aufnimmt. Produziert jedoch der Körper zu wenig DAO, so können schon bei geringen Mengen Histamin-Symptome auftreten und man spricht von einer Histaminose oder Histaminintoleranz. Alkohol erhöht die Resorption von Histamin und beeinträchtigt die Funktion der Diaminoxidase. Rauchen vermindert ebenfalls die Funktion der Diaminoxidase. Zusätzlich können ein angeborener Mangel oder ein Darmschleimhautinfekt zu einer verminderten Aktivität der Diaminoxidase führen.

Warum treten Beschwerden auf?

Vermutlich bekommen Sie schön langsam einen Eindruck über die Komplexität von Histamin. Hinzu kommen die individuellen Unterschiede. Es gibt Personen, bei denen das Gleichgewicht von Histaminaufnahme und Eigenproduktion schneller durcheinandergerät als bei anderen bzw. diese Dysbalance bereits

Die Diaminoxidase ist ein kupferhaltiges Enzym, welches als Cofaktor Vitamin B6 benötigt, um zu wirken. Das Enzym ist sehr empfindlich und kann durch Alkohol, Hormonschwankungen und Medikamente gehemmt werden.

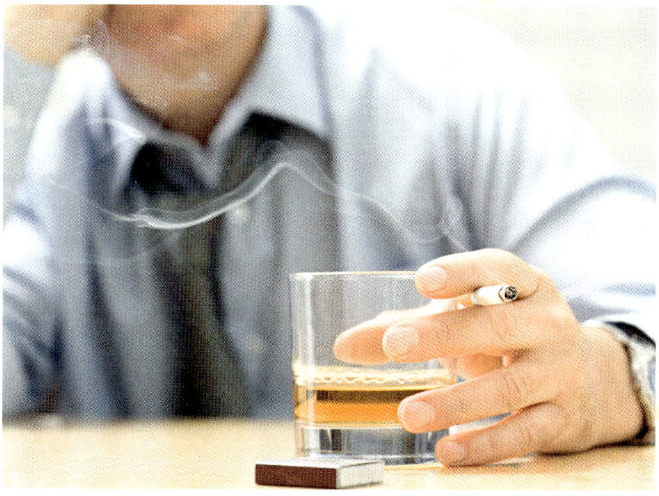

durch wenig zugeführtes Histamin erfolgt. Bei anderen funktioniert das Enzym DAO zum Abbau unzureichend und Beschwerden treten auf.

Die Ursachen für einen erhöhten Histaminspiegel sind deshalb vielfältig:

- Verzehr von Lebensmitteln mit hohem Histamingehalt (z. B. Sauerkraut)
- Verzehr von Lebensmitteln, die Histaminliberatoren enthalten (z. B. Erdbeeren)
- Verzehr von Lebensmitteln oder Einnahme von Stoffen/ Medikamenten, die das Histamin abbauende Enzym (DAO) blockieren
- Verzehr von Lebensmitteln mit anderen biogenen Aminen, welche vom DAO vorrangig vor Histamin abgebaut werden

Dazu kommen Trigger (Auslöser), die Histamin im Körper ansteigen lassen:

- Körperliche Anstrengung und
- Stress (periphere Nerven können die Mastzellen aktivieren)
- Hormonschwankungen (z. B. in den Wechseljahren) oder die Einnahme von Ovulationshemmern (z. B. Pille)
- Infektionskrankheiten
- Akute Magen-Darm-Infekte, Durchfall
- Chronische Darmerkrankungen wie Morbus Crohn und Colitis ulcerosa
- Röntgenkontrastmittel

Zusammenfassend kann gesagt werden: Fällt mehr Histamin an, als abgebaut werden kann, reagiert der Körper.

Weitere Belastungsfaktoren sind Hitze (Saunabesuch, heiße Sommertage), Kälte (Sprung ins kalte Waser), mechanische Reize (Kratzen, Reibung, Schläge, Erschütterungen, Vibrationen, Berührung), Rauch, Düfte, körperliche Anstrengung und sogar Wasser können einen Histaminschub auslösen. Eine Helicobacter-pylori-Infektion kann ebenfalls eine starke Histaminbelastung begünstigen.

Die Verträglichkeit bzw. das Auftreten von Beschwerden ist sehr individuell und auch von der Tagesverfassung abhängig. Bei viel Stress oder hoher Belastung durch Sport können beispielsweise Erdbeeren nicht verträglich sein, an anderen Tagen aber durchaus. Es gilt daher, ein gutes Gleichgewicht zu finden. In der Praxis reicht für die Dauerernährung meist das Meiden der stark histaminhaltigen Lebensmittel aus, um langfristig gut zurechtzukommen. Wenn Stressbelastung und andere Trigger reduziert werden, sind sogar stark histaminhaltige Lebensmittel in kleinen Mengen verträglich, idealerweise erfolgt der Verzehr aber nur selten.

Ergänzend sei noch angemerkt, dass Histamin bei großer Zufuhr oder überschießender Freisetzung im Sinne einer Pseudoallergie wirkt. Das heißt, Histamin verursacht direkt die toxische Reaktion – ohne Freisetzung von Immunglobulinen wie bei einer echten Allergie.

Auch die sogenannten Histaminliberatoren setzen bei empfindlichen Personen Histamin frei ohne allergische Vorgänge (»Pseudoallergie«). Sie sind individuell wirksam, das heißt, manche Personen reagieren z. B. auf Erdbeeren und andere nicht.

Diese Komplexität zeigt auch, dass die Aussagekraft von Tabellen, die den Histamingehalt von Lebensmitteln aufzeigen, leider begrenzt ist. Diese Angaben sind nur als Richtwert zu sehen, da der tatsächliche Histamingehalt stark vom Reifegrad und der Lagerdauer des Lebensmittels abhängig ist und die individuelle Verträglichkeit extrem unterschiedlich sein kann, je nachdem, wo die Ursachen liegen.

Histamin und Medikamente

Bei einer regelmäßigen Einnahme von Medikamenten wie z. B. Aspirin (Salicylsäure), Blutdrucksenkern, Protonenpumpenhemmern, Antidepressiva, Opiaten, Muskelrelaxantien kann es vor allem bei älteren Menschen im Hinblick auf Histamin zu Beschwerden kommen. Es gibt Medikamente, die die Histaminfreisetzung steigern, andere hemmen den Abbau von Histamin. Über 90 Medikamentenwirkstoffe stehen im Verdacht, das Enzym DAO für den Histaminabbau zu hemmen, dazu zählen Schmerz- und Schlafmittel, Hustenlöser, Antirheumatika und Antibiotika. Diese Arzneimittel werden auch als DAO-Hemmer bezeichnet.

Wenn Sie an einer Histaminintoleranz leiden, sollten Sie die Wirkstoffe Ihrer Medikamente mit Ihrem Arzt/Ihrer Ärztin analysieren und gegebenenfalls nach Ersatzpräparaten fragen.

In der medizinischen Fachwelt spricht man beim Auftreten von Beschwerden von einer Histaminunverträglichkeit bzw. Histaminintoleranz, aber auch von Histaminvergiftung, Histaminabbaustörung oder auch Histaminose. Oft ist die Suche nach den Ursachen schon deshalb sehr verwirrend, weil das Beschwerdebild sehr individuell ist und von daher kein einheitliches Therapiekonzept vorhanden ist. Pauschal werden die Beschwerden häufig auf histaminhaltige Lebensmittel zurückgeführt. Betroffene bekommen

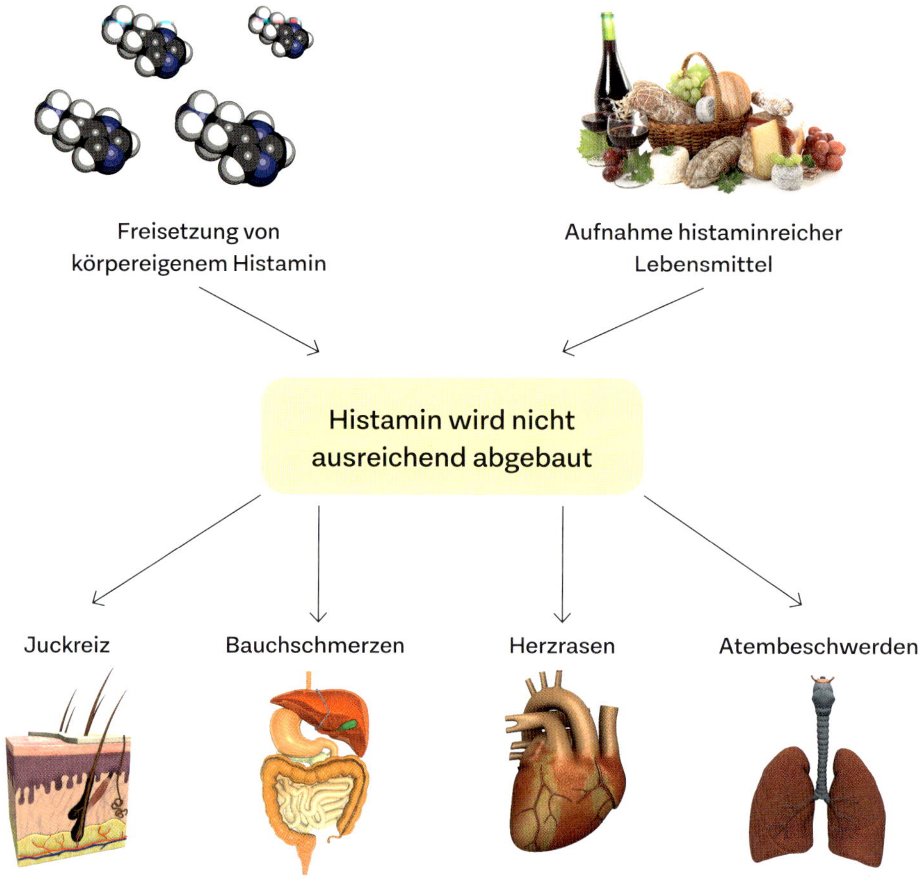

Listen und Empfehlungen, welche Lebensmittel sie weglassen sollen und was alles nicht erlaubt ist. So entsteht aber erst richtig Stress! Viel zu selten wird darüber gesprochen, was guttut oder welche einfachen Rezepte rasch Linderung bringen können. Mit diesem Ratgeber zeigen wir Ihnen eine Alternative und einen Weg zu mehr Wohlbefinden. Meist wird mehr vertragen, als vermutet, vor allem, wenn regelmäßig frisch gekochtes Essen die Basis ist.

Vermeiden Sie Stress!

Das Verdauungssystem reagiert sehr empfindlich auf Stress. Stress haben wir heutzutage fast alle, aber für Betroffene mit Histaminintoleranz ist Stress ein Verstärker der Beschwerden. Was können Sie tun, um Stress zu reduzieren? Ein erster Schritt könnte sein, sich einen Überblick über Ihre Stresssituationen zu verschaffen. Das geht gut mit einem Tagebuch, in dem Sie Ihre Gedanken und Ihre Befindlichkeit niederschreiben. Wählen Sie eine ruhige Zeit am Tag, beispielsweise den Abend, und machen Sie eine Liste der Situationen in Ihrem Leben, die für Sie Stress bedeuten. Was tut gut? Was verschlechtert Ihr Befinden? Was belastet Sie? Warum ist etwas so stressig? In einem nächsten Schritt können Sie analysieren und zu Papier bringen, welche Möglichkeiten Sie haben, diese stressigen Situationen zu ändern. Sie können immer etwas tun! Es gibt viele Methoden zur Reduktion von Stress. Probieren Sie Verschiedenes aus: Wählen Sie aus Meditation, Selbsthypnose, diversen Entspannungstechniken, Coaching oder Therapie, Yoga, Taijiquan oder Qigong das für Sie Passende aus. Ebenfalls empfehlenswert sind Bewegung an der frischen Luft, Spaziergänge in der Natur oder Atemübungen.

Diagnose von Histaminintoleranz

Die Diagnostik einer Histaminintoleranz ist sehr komplex. Es ist verständlich, dass sowohl Arzt als auch Betroffene nach einer Untersuchung ein Ergebnis möchten, welches die Diagnose Histaminintoleranz bestätigt oder ausschließt. Aufgrund der Komplexität

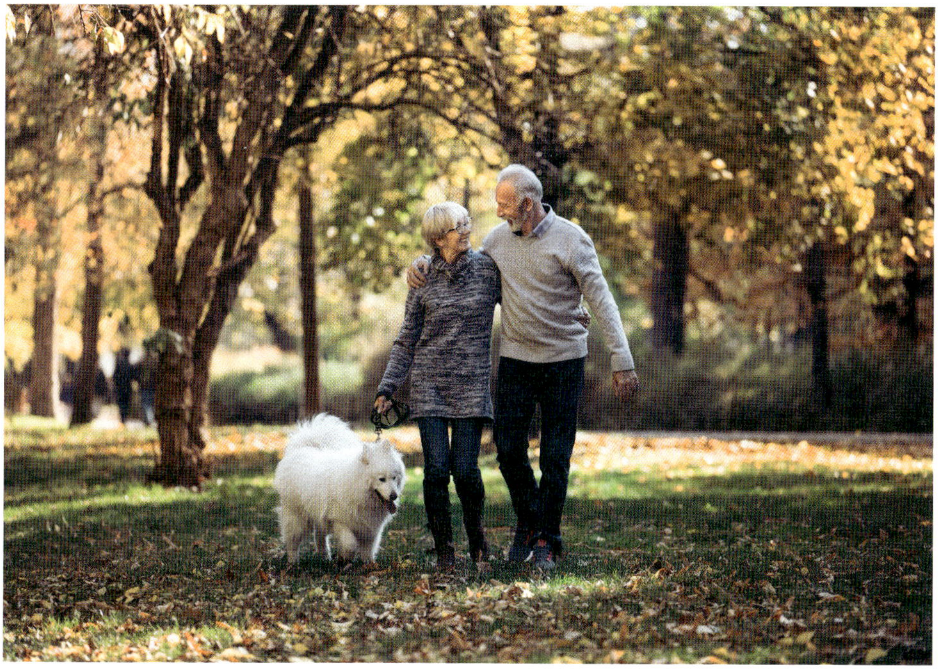

Tipp

Führen Sie ein Gesundheits- und Ernährungstagebuch, damit kommen Sie den Ursachen Ihrer Beschwerden besser auf die Spur. Dokumentieren Sie Ihre Symptome und Erkrankungen sowie jene Zeiten mit besonders starker Stressbelastung und gegebenenfalls einer Medikamenteneinnahme. So können Sie Zusammenhänge besser erkennen. Mithilfe dieses Tagebuchs sehen Sie, was Ihnen guttut – darauf können Sie dann immer wieder zurückgreifen und aufbauen. Sollten Beschwerden dauerhaft bestehen, empfiehlt es sich, das Gesundheits- und Ernährungstagebuch mit einem Arzt/einer Ärztin oder einer Ernährungsfachkraft zu besprechen.

der Thematik und Fehleranfälligkeit der Tests ist es aber meiner Erfahrung nach ein besserer und zuverlässigerer Weg, Betroffene so zu behandeln, als wäre eine Histaminintoleranz vorhanden, um zu überprüfen, ob man damit eine Besserung erzielt. Das ist auf den ersten Blick ein ungewohntes Vorgehen, aber meist zielführender als von einer Untersuchung zur nächsten zu laufen. Mit diesem Buch können Sie sofort den Selbstversuch starten. Wenn die Symptome abklingen und es Ihnen besser geht, ist das Hauptziel erreicht und Sie können sich einen langen Leidensweg der Diagnostik (und auch Geld) sparen.

Der Vollständigkeit halber erfolgt ein kurzer Überblick (Seite 24–25) über gängige Methoden der Diagnostik. Bitte beachten Sie, dass die laboranalytische Bestimmung der Enzymmenge (DAO) oder der Konzentration von Histamin und seinen Abbauprodukten in Blut, Urin oder Stuhl, isoliert betrachtet, keine wirkliche Diagnose darstellt. Jeder Indikator bzw. jeder Test kann immer nur eine ganz bestimmte Störung im Histaminstoffwechsel aufzeigen, berücksichtigt aber nicht die anderen möglichen Störungen, oder er kann eine Anomalie eines Wertes feststellen, liefert aber keine Aussage zur Ursache. Die Bestimmung solcher Parameter kann im Rahmen eines Gesamtbehandlungskonzepts manchmal sinnvoll sein, setzt aber voraus, dass der Arzt/Therapeut sie auch richtig zu interpretieren weiß.

Wenn Sie bereits Untersuchungsergebnisse haben oder unbedingt darauf vertrauen wollen, dann empfiehlt sich folgendes Vorgehen:

- Blutabnahme mit Bestimmung von Histamin und DAO,
- 14 Tage histaminarme Ernährung (z. B. Woche 1 und 2 des Ernährungsprogramms dieses Buches),
- neuerliche Blutabnahme.

Liegt eine Histaminintoleranz vor, sollten sich die Blutwerte verändern. Ein vorheriger niedriger DAO-Wert steigt an und Histamin wird weniger. Nach 14 Tagen sollte sich ein Wert verändert haben oder noch besser beide. So haben Sie eine gewisse Aussagekraft in Zusammenhang mit einer Ernährungsumstellung. Idealerweise sind die Beschwerden um vieles besser und so können Sie nach und nach Ihre tägliche Ernährung erweitern. Ziel ist, beschwerdefrei zu bleiben. Ein Ernährungstagebuch hilft, die individuellen Toleranzschwellen und Stressfaktoren zu identifizieren. Es erfolgt idealerweise eine genaue Dokumentation der Symptome und deren zeitlicher Zusammenhang mit der Aufnahme histaminreicher Nahrungsmittel. Mögliche Verdachtsmomente, die auf eine Histaminunverträglichkeit hinweisen können, sind das Auftreten von Beschwerden nach dem Genuss von Rotwein, Kopfschmerzen (Migräne), niedriger Blutdruck (Histamin erweitert die Gefäße), Herzrhythmusstörungen und bei Frauen Schmerzen am ersten Tag der Regel.

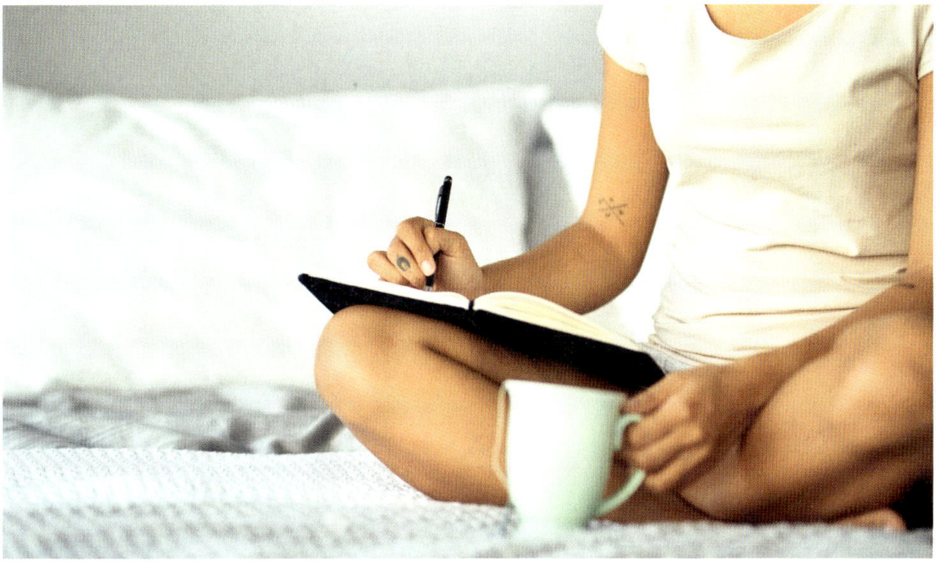

Übersicht Untersuchungsmethoden

(Quelle: histaminintoleranz.ch)

- Histaminkonzentration im Blut
  (= Histaminspiegel, Blutplasmaspiegel, Blutserumspiegel)
  Die Bestimmung des Histaminspiegels hat so gut wie keine Aussagekraft, weil Histamin im Blut ständigen Schwankungen unterliegt, die mit Umweltfaktoren und Ernährung zusammenhängen. Ein erhöhter Histaminspiegel kann neben Histaminintoleranz auch andere Ursachen haben.

- DAO-Konzentration im Blutplasma oder Blutserum
  (DAO-Spiegel)
  Die Bestimmung der Konzentration des Histamin abbauenden Enzyms Diaminoxidase (DAO) im Blut ist der am häufigsten gemessene Parameter. Leider ist auch hier die Aussagekraft sehr beschränkt, weil das Enzym großen Schwankungen unterliegt. Seine Bestimmung ist nur eine Momentaufnahme. Die weitere Schwierigkeit liegt darin, dass der DAO-Wert im Blut keine Aussage zulässt, ob im Darm zu wenig DAO gebildet wird. Vor allem für die Verwertung von Lebensmitteln wäre ja die DAO-Menge im Darm entscheidend. Außerdem gibt es weitere Ursachen für Störungen, sodass auch bei normaler DAO-Konzentration trotzdem eine Histaminose vorliegen kann. Das ist auch der Grund, warum in Studien kein brauchbarer Zusammenhang zwischen dem DAO-Wert und dem Vorhandensein von Histaminsymptomen gefunden wird. Die Darstellung im Resultat als Maßeinheit U/ml ist genau genommen auch keine Konzentration, sondern die theoretische Volumenaktivität (Substratmenge, die in einer bestimmten Zeit pro ml Blutserum oder Blutplasma umgesetzt werden könnte).

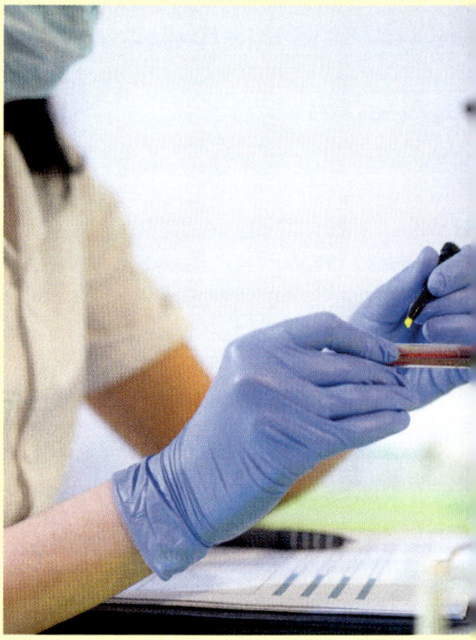

- Enzymaktivität der Diaminoxidase (DAO) im Blutplasma oder Blutserum
  Es gibt Labors, die angeben, die Enzymaktivität der Diaminoxidase (DAO) zu bestimmen. Auch diese Bezeichnung ist irreführend. In Wirklichkeit wird die DAO-Konzentration im Blutplasma oder Blutserum

(DAO-Spiegel) gemessen und daraus wird berechnet, wie hoch die Enzymaktivität wäre, wenn das Enzym die maximal mögliche Aktivität der voll funktionierenden Enzymvariante hätte. Die Gefahr bei solchen Testergebnissen liegt darin, dass ein wenig erfahrener Therapeut oder Arzt daraus die falschen Schlüsse ziehen könnte und Betroffene eine einseitige Diät oder Ernährungstherapie machen.

Beliebt in der Diagnostik sind auch Stuhl- und Urinuntersuchungen. Das Ergebnis einer Stuhluntersuchung kann eine erhöhte Ausscheidung von Histamin zeigen, sagt aber nichts darüber aus, was die Ursache ist. Eine erhöhte Histaminausscheidung beruht entweder darauf, dass der Körper zu wenig DAO im Darm produziert, und es erfolgt ein ungenügender Abbau des über die Nahrung aufgenommenen Histamins oder der Abbau wird durch Inhaltsstoffe von Lebensmitteln oder Medikamente gehemmt. Ebenso kann eine Fehlbesiedlung des Darms (Fäulnisdysbiose) zu vermehrter Bildung biogener Amine (z.B. Cadaverin, Putrescin, Histamin) führen oder echte Lebensmittelallergien führen zu einer übermäßigen Degranulation von Mastzellen im Darm.

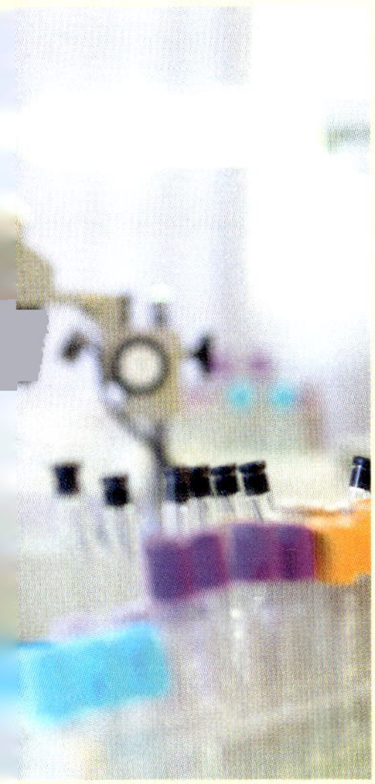

- Methylhistamin im Urin

Methylhistamin entsteht beim Abbau von Histamin durch das Enzym HNMT. Wenn erhöhte Werte vorliegen, kann es bedeuten, dass Histamin im Übermaß vorhanden ist, muss aber auch nicht der Fall sein. Allergiker scheiden generell viel Methylhistamin aus, endokrinologische Krankheiten können die Ursache sein und der Proteingehalt der Nahrung ist ebenfalls eine Einflussgröße. Eine verminderte Funktion des Enzyms HNMT kann auch die Ursache für hohe Histaminwerte sein, dann wird man aber wenig Methylhistamin finden, weil ja der Abbau dazu vermindert ist. Die Messung des Methylhistamins ist also, isoliert betrachtet, kein Parameter dafür, ob eine Histaminintoleranz vorliegt.

Noch kurz ein Wort zu diversen alternativmedizinischen Methoden (Bioresonanz, Kinesiologie etc.). Diffuse und komplexe Beschwerdebilder wie die Histaminintoleranz sind häufig ein Grund für Betroffene abseits der Schulmedizin Hilfe zu suchen. Viele Ärzte haben vor Jahrzehnten in ihrer Ausbildung nichts von Histaminose gehört, was der Grund ist, dass häufig Desinteresse und Unverständnis vorliegen. Zeitmangel und Überforderung im schulmedizinischen System tun ihr Übriges, dass Patienten andere Wege suchen. Der Erfolg alternativmedizinischer Methoden ist unterschiedlich. Schulmedizinisch anerkannt sind weder Bioresonanz noch Kinesiologie. Bei einigen funktioniert es, bei anderen nützt es nichts oder nur kurzzeitig. Viele Betroffene berichten auch von markanten Verschlechterungen bei bestimmten Behandlungsmethoden. Es ist deshalb unmöglich, Empfehlungen auszusprechen. Was ich Ihnen aber ans Herz legen möchte: Sobald Sie Erfolg haben, teilen Sie Ihren Ärzten/Therapeuten mit, was Ihnen geholfen hat und um wie viel es Ihnen besser geht. So kommt ein Lernprozess in Gang, der anderen den Leidensweg verkürzt.

Tipp aus der Praxis

Inzwischen gibt es am Markt diverse Histamintests von verschiedenen Anbietern, von Selbsttests, die über das Internet bestellt werden können, bis zu Gentests. Per Google-Suche findet man täglich mehr Diagnostikmöglichkeiten von Lebensmittelunverträglichkeiten in unterschiedlichen Preislagen. Allen Tests gemein ist eine gewisse Fehlerquote und sie legen nur Augenmerk darauf, was nicht vertragen wird. Das Ergebnis ist ein: »Das darfst du nicht, das sollst du nicht«, ob im Ampelsystem rot markiert oder als Tabelle, was alles gemieden werden soll.

Jetzt stellt sich allerdings die Frage: Wissen Sie mit diesem Ergebnis, was Sie essen können oder wie Sie sich ausgewogen ernähren? Leider nein! Sehr häufig fehlen die entsprechende Beratung und praxistauglichen Alternativen. Investieren Sie Ihr Geld und Ihre Zeit besser in frisch gekochtes – histaminarmes – Essen und beobachten Sie, ob es Ihnen innerhalb von ein bis zwei Wochen besser geht.

Das Wissen der Chinesen – TCM und Histaminintoleranz

In der Ernährungslehre der Traditionellen Chinesischen Medizin (TCM) ist nicht von gesund oder ungesund die Rede, sondern von einem Zuviel oder Zuwenig. Alles, was wir unserem Körper im Überfluss zumuten, ist ungesund. Ziel ist immer ein Gleichgewicht von Yin und Yang.

Histaminintoleranz aus Sicht der TCM

Die Traditionelle Chinesische Medizin sagt: »Allergie oder Unverträglichkeit? Ich kenne keine Lebensmittelintoleranzen!« Nahrungsmittelunverträglichkeiten oder Allergien sind in der Traditionellen Chinesischen Medizin tatsächlich unbekannt. Die TCM betrachtet die Symptome und stellt danach die Diagnose. Daraus leiten sich dann individuelle Therapieempfehlungen ab.

Gesundheit nach TCM bedeutet ein Gleichgewicht von Yin und Yang. Die Yin-und-Yang-Lehre unterscheidet sich sehr grundlegend von der westlichen Medizin und Philosophie. In der westlichen Welt stehen sich immer Gegensätze gegenüber – z. B. rund und eckig, hell und dunkel, voll und leer. Diese Gegensätze schließen einander aus. Yin und Yang hingegen gehen immer ineinander über, Dinge können gleichzeitig Yin als auch Yang sein, sie bedingen sich gegenseitig, wandeln sich ineinander um und werden daher als sich ergänzende Eigenschaften verstanden, die in ständiger Bewegung sind. Das zeigt auch das Symbol.

Vereinfacht gesagt, ist der menschliche Stoffwechsel ein enges Zusammenspiel von Yin und Yang – eine ständige Umwandlung. Unser Körper ist normalerweise in der Lage, bei Ungleichgewichten einen Ausgleich zu finden. Wenn wir zum Beispiel müde sind, dann ruhen wir uns aus, schlafen und tanken neue Energie. Wenn wir durstig sind, trinken wir und verhindern dadurch, dass unser Körper austrocknet.

Das Tao-Symbol vereint beide Eigenschaften – das **Yin** und das **Yang**.

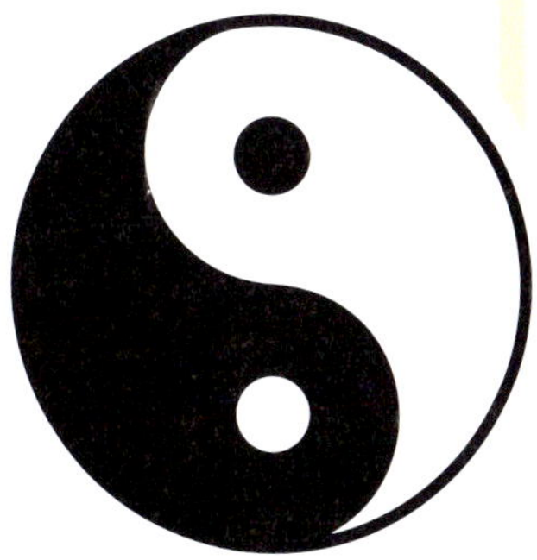

Ob sich Symptome von chronischem Ungleichgewicht zu Krankheit entwickeln, hängt davon ab, wie lange sie bestehen und ob sie beachtet werden oder nicht. Hier kommt die Diagnostik der Traditionellen Chinesischen Medizin zum Einsatz: Mit Zungen- und Pulsdiagnose und ausführlicher Befragung über Verdauung, Allgemeinbefinden, Ernährungsgewohnheiten etc. sind Ungleichgewichte feststellbar, noch bevor sie sich als Krankheiten manifestieren.

Zum besseren Verständnis können Sie sich Yin als alles Substanzielle im Körper vorstellen wie z. B. Blut, Körpersäfte, Lymphe. Mit Yang sind Kraft, Dynamik und Energie im Körper beschrieben. Beim Herz-Kreislauf-System wäre Blut der Yin-Anteil und die Pumpkraft des Herzens der Yang-Anteil, beides ist notwendig, damit unser Kreislauf gut funktioniert. Wenn aber jetzt der Yin-Anteil zu niedrig ist, dann ist das Yang im Übermaß, was sich durch Bluthochdruck oder auch Herzrasen bei Schilddrüsenüberfunktion äußern kann. Der Therapieansatz, Yin und Yang ins Gleichgewicht zu bringen, bedeutet dann über die Ernährungstherapie den Aufbau von Yin (= Blut und Körpersäfte) zu unterstützen. In der Praxis bedeutet das: Suppen und Eintöpfe statt Chips und Reiswaffeln. Was so einfach klingt, ist aufgrund des stressigen Alltags der Betroffenen häufig allerdings doch eine Herausforderung. Die schnellen, einfachen Rezepte in diesem Buch möchten deshalb eine Unterstützung leisten.

»Der Mund ist das Tor zur Gesundheit« – so lautet ein chinesisches Sprichwort. Nutzen Sie diese Anregung und genießen Sie!

Die Diätetik der TCM – die sogenannte 5-Elemente-Ernährung – geht andere Wege als die klassische Ernährungswissenschaft: Sie spricht nicht von gesund oder ungesund, sondern vielmehr von einem Zuviel oder Zuwenig. Alles, was wir unserem Körper im Überfluss zumuten, ist ungesund. Ziel ist immer ein Gleichgewicht von Yin und Yang.

Mit dieser kurzen Einführung möchte ich Ihnen einen anderen Blick auf Speisen und Lebensmittel geben. Abseits von Ideologien können Sie einfach einmal in Bezug auf Ihren eigenen Körper wahrnehmen, was Ihnen guttut. Bewerten Sie selbst, ob diese Ernährung für Sie gut oder schlecht ist. Das hat auch den Vorteil, dass Sie selbstbewusster gegenüber den vielen – oft sehr widersprüchlichen – Ernährungsinformationen der heutigen Zeit werden. Es ist enorm hilfreich, sich darauf zu besinnen, wie Sie Ihren Körper durch die der Nahrung innewohnenden Qualitäten stärken können, anstatt sich immer darauf zu konzentrieren, was ihrem Körper Schaden zufügt.

Die thermische Wirkung von Lebensmitteln

Viele Kulturen haben ein großes Erfahrungswissen über die thermische Wirkung von Lebensmitteln. Im Grunde müssten wir nur ein bisschen in uns hineinhören und auf die Signale unseres Körpers reagieren. So wünschen wir uns im Sommer mehr kühlende Speisen (erfrischende Salate) und im Winter bevorzugen wir lang gekochte, wärmende Suppen und Eintöpfe.

In den kalten Wintermonaten hat die Ernährung eine vorbeugende und die Gesundheit erhaltende Funktion. Eine thermisch ausgewogene Mahlzeit kann die klimatischen Einflüsse wie Wind, Kälte und Feuchtigkeit gut ausgleichen. Sicher haben Sie schon einmal bemerkt, dass Ihnen nach dem Genuss von Rotkraut, einem Glas Rotwein oder einem Lammragout ziemlich warm wurde. Es gibt also Lebensmittel, die in unserem Körper Wärme abgeben und uns dadurch »erwärmen«.

Hier eine Übersicht über die thermische Wirkung der Lebensmittel:

Lebensmittel, die kühlend wirken

Thermisch kalte Lebensmittel sind Südfrüchte wie Bananen, Zitrusfrüchte oder Melonen. Sie wachsen in klimatisch heißen Gebieten und helfen den dort beheimateten Menschen, die sie umgebende Hitze auszugleichen. Kühlend wirken auch Gurken und Tomaten, die in traditioneller Landwirtschaft (ohne beheiztem Glashaus) nur im Sommer verfügbar wären. Sie kühlen den Körper sehr stark ab und helfen überschüssige Hitze im Körper

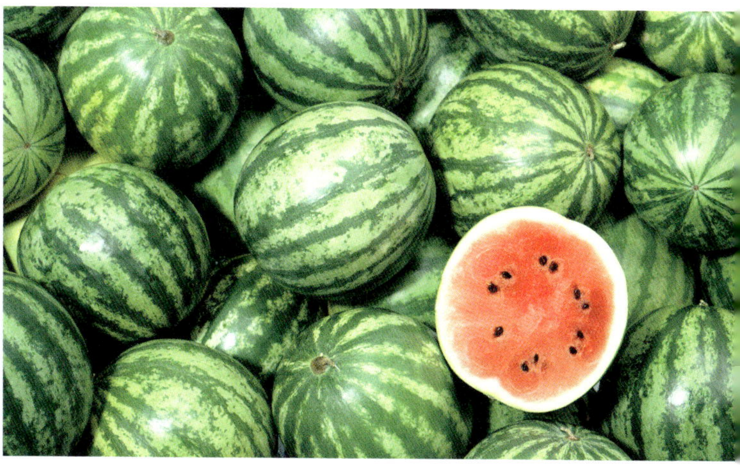

zu beseitigen. Kalte Lebensmittel sollten daher nur in kleinen Mengen und hauptsächlich in der heißen Jahreszeit konsumiert werden. Menschen, die häufig frieren oder eine empfindliche Verdauung mit Neigung zu Durchfall haben, sollten diese Lebensmittel in roher Form meiden.

Lebensmittel, die erfrischend wirken

Erfrischende Lebensmittel können wir das ganze Jahr über zu uns nehmen. Sie helfen uns, Blut und Körpersäfte zu bilden, und befeuchten das Gewebe und die Schleimhäute. In den kalten Wintermonaten oder bei empfindlicher Verdauung empfiehlt es sich, diese Zutaten in gekochtem Zustand zu verzehren. In den heißen Monaten helfen uns erfrischende Lebensmittel, die durch das Schwitzen verlorene Flüssigkeit wieder aufzubauen. Zu dieser Gruppe gehören Milchprodukte, viele Gemüsesorten, Früchte und Salate.

Lebensmittel, die thermisch neutral sind

Die neutralen Lebensmittel haben mengenmäßig die größte Bedeutung für unsere Ernährung, denn sie können zu jeder Jahreszeit und von jedem Konstitutionstyp genossen werden. Dazu gehören fast alle Getreidesorten, Hülsenfrüchte, Wurzelgemüse, Pilze und Nüsse. Sie stärken das Qi und wirken ausgleichend.

Lebensmittel, die leicht wärmend wirken

Leicht erwärmend wirkende Lebensmittel sollten gemeinsam mit neutralen Lebensmitteln vermehrt im Herbst und Winter verzehrt werden. Je kälter die Außentemperaturen sind, desto mehr

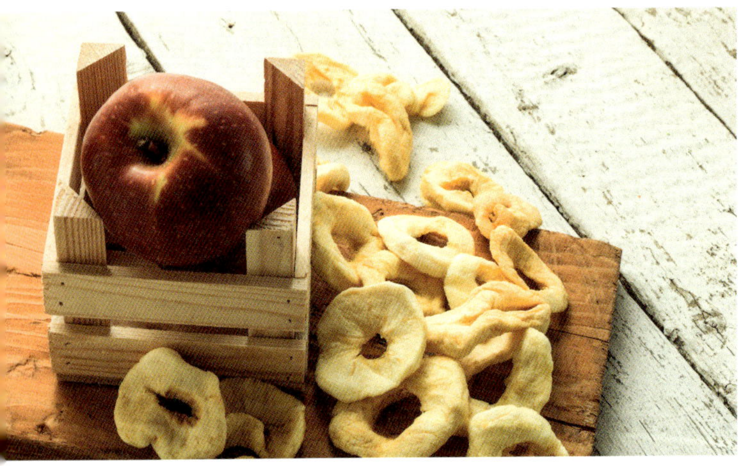

brauchen wir wärmende Zutaten in unserer Ernährung. In dieser Gruppe sind unter anderem alle frischen und getrockneten Kräuter, die meisten Gewürze, Trockenfrüchte, Lauch und Zwiebeln.

Lebensmittel, die sehr stark erwärmen

Heiße Lebensmittel sollten nur in kleinen Mengen verwendet werden, da sie sonst innere Hitze auslösen bzw. empfindliche Verdauungssysteme zu sehr reizen (z. B. Chilischoten). Im Winter helfen diese Lebensmittel, den Körper vor Kälte zu schützen. Zu dieser Gruppe zählen scharfe Gewürze, Zimt, hochprozentiger Alkohol, gegrilltes Fleisch und Lamm.

Es ist sinnvoll und hilfreich, die thermischen Eigenschaften der Lebensmittel gezielt nach Jahreszeit und individuellen Bedürfnissen zu nutzen. So sollten wir im Sommer mehr erfrischende und ab und zu kalte Lebensmittel zu uns nehmen. Im Winter – wenn es draußen friert und schneit – sollten wir vermehrt warme und heiße Lebensmittel verwenden. Menschen, denen häufig kalt ist, werden mit kalten Lebensmitteln noch mehr frieren, daher sollten sie vermehrt wärmende Speisen zu sich nehmen. Die Ernährungslehre nach TCM zu nutzen, bedeutet wieder zu lernen, seinen Instinkten mehr zu vertrauen. Kinder stehen den Instinkten meist noch viel näher, sie spüren sehr gut, was ihnen guttut – sofern es ihnen nicht aberzogen wird. Die Instinkte sind bei uns allen vorhanden, wir können hören, riechen, schmecken, sehen und fühlen. Wenn wir unsere Sinne nutzen, dann spüren wir auch Hitze – Kälte oder Yin und Yang und können mit Selbstverantwortung unsere Ernährung passend dazu auswählen. Als Richtwert können bei guter Gesundheit erwärmende, neutrale und erfrischende Lebensmittel zu etwa gleichen Teilen auf dem Speisezettel stehen. Kalte und heiße Zutaten werden in kleiner Menge als Zugabe verwendet.

Ideale Aufteilung der Lebensmittel hinsichtlich ihrer thermischen Wirkung in einer ausgewogenen Mahlzeit

	heiß	warm	neutral	erfrischend	kalt
Wirkung	vertreibt Kälte	wärmt	baut Qi auf	baut Säfte auf	vertreibt Hitze
	erhitzt	unterstützt das Qi	harmonisiert	kühlt	kühlt stark

Eine Tabelle über die Wirkung von Lebensmitteln und deren thermische Wirkung finden Sie kostenlos zum Download unter www.einfach-essen.com/histaminbonus – die Angaben beziehen sich immer auf den rohen Zustand des Lebensmittels.

Die thermische Veränderung bei der Zubereitung

Der Kochvorgang verändert den thermischen Zustand eines Lebensmittels. Ein Beispiel: Nach TCM ist die thermische Wirkung von Tomaten in rohem Zustand sehr abkühlend und kann bei empfindlicher Verdauung Beschwerden auslösen. Wird die Tomate gekocht, verringert sich die abkühlende Wirkung und wenn zusätzlich erwärmende Gewürze wie Rosmarin oder Basilikum dazugegeben werden, dann ist die Tomate bereits neutral und auch für empfindliche Menschen verträglich. So hat nicht nur die Wahl der Zutaten, sondern auch die Zubereitungsart einen Einfluss auf den energetischen Zustand der Speisen. Die TCM unterscheidet zwei Zubereitungsarten:

YINisieren = erwärmende Wirkung ausgleichen, abkühlende Wirkung verstärken	**YANGisieren** = abkühlende Wirkung ausgleichen, erwärmende Wirkung unterstützen
Blanchieren (kurz aufkochen)	Scharf anbraten, grillen, räuchern
Kurz kochen mit viel Wasser	Sanftes, langes Schmoren
Kochen mit erfrischenden Zutaten (Obst, Südfrüchte, Sprossen, Fruchtsäfte)	Zubereitung im Backofen
Einweichen	Langes Kochen (Suppen)
	Verwenden von heißen/ warmen Gewürzen, Kräutern
	Kochen mit Alkohol
	Trocknen

Die Heilkraft der Mitte

Die Ernährungslehre nach TCM beschreibt sehr genau, was mit der Nahrung, die wir täglich zu uns nehmen, im Körper passiert. Sie beschreibt, wie und unter welchen Bedingungen diese Nahrung für den Körper wertvoll wird und wie die Nahrung in Lebenskraft (Qi) umgewandelt wird. Ernährung und Lebensstil sind zu einem großen Teil für unsere Gesundheit, unsere körperliche und geistige Vitalität, aber auch für die Fähigkeit zur Entspannung und Regeneration mitverantwortlich. Unser Lebensstil trägt ganz entscheidend dazu bei, wie es unserem Körper geht. Auch wenn Kräutermedizin und Akupunktur, bei Krankheiten eingesetzt, helfen können – die tägliche Ernährung und die Art, wie wir täglich leben, ist ein entscheidender Faktor, wie es uns geht und ob unser Shen strahlen kann.

Die Sicht auf das Verdauungssystem ist nach TCM anders als in westlichen Lehrbüchern. Für ein besseres Verständnis hier noch einige Leitsätze.

Shen

Der Begriff Shen (übersetzt »Geist«) steht in der TCM für die Persönlichkeit, Bewusstheit und der Fähigkeit zu denken. Er zeigt sich im Glanz der Augen und in der Ausstrahlung.

Du bist, was du verdauen kannst

Nach dem Verständnis der TCM gibt es keine allgemeingültige Idealkost. Die ideale Ernährung ist individuell unterschiedlich und hängt von der allgemeinen Konstitution, der Verdauungskraft und auch der körperlichen Leistung ab. Die Idealkost ist quasi eine Individualkost. Aber was ist die Idealkost für Sie? Im Ernährungsdschungel und den vielen – teils widersprüchlichen – Empfehlungen wird es immer schwieriger, das für einen selbst Richtige herauszufinden. Ein Manko der meisten Empfehlungen ist, dass weder die Verdauungsfähigkeit und Verstoffwechselungskraft, chinesisch gesehen »die Kraft der Mitte«, berücksichtigt werden. Eine für Sie passende Ernährung sollte auf zwei Faktoren basieren:

auf Lebensmittel, die für Sie bekömmlich sind, und auf eine starke Verdauungskraft. Der ernährungswissenschaftliche Ansatz, der nur die Inhaltsstoffe von Lebensmitteln berücksichtigt, greift zu kurz, weil enthaltene Nährstoffe uns nur dann zugutekommen, wenn sie von der Verdauung richtig verarbeitet werden. Die Verdauung ist ein komplizierter Vorgang und funktioniert nicht immer gleich gut. Es handelt sich um ein komplexes Zusammenspiel von mechanischen, chemischen, physikalischen und nervalen Faktoren. Ernährungswissenschaft und Medizin tasten sich nach und nach an die Details heran und je mehr wir darüber wissen, desto mehr zeigt sich die große Komplexität von Stoffwechsel und Verdauung. Ernährung kann nur so gut sein, wie die individuelle Verdauungsleistung es zulässt.

Doch zurück zur Frage: Welche ist die für Sie richtige Ernährung? Bildhaft gesprochen sollte sie zu Ihnen passen wie ein gut geschnittenes Kleidungsstück. Sie sollte nicht einengen, sondern Ihre Persönlichkeit unterstreichen. Hilfreich ist, wenn Sie darauf achten, was Ihnen guttut: Ihre Ernährung soll Sie unterstützen, Ihnen Kraft geben, im Winter wärmen und im Sommer kühlen, Ihre Konzentration fördern, die Figur schlank halten (oder schlank machen), vor Krankheit schützen und Sie gesund erhalten. Die meisten Beschwerden der Histaminintoleranz haben mit »Hitze« zu tun. Eine ausgewogene, thermisch neutrale Ernährung, wie die Rezepte in diesem Buch, sind die beste Unterstützung!

Der richtige Brennstoff

Es gibt viele Analogien zur Beschreibung vom sogenannten »Verdauungsfeuer«. Suchen Sie sich das Bild, mit dem Sie die Verbrennungsvorgänge im Körper gut verstehen können. Sei es die Vorstellung, dass ein Automotor den richtigen Brennstoff braucht, um gut zu funktionieren. Ein Dieselmotor wird mit Benzin nicht laufen, sondern den Motor schädigen. Oder Sie denken an einen Ofen im Winter, der mit dem passenden Brennmaterial befüllt werden muss, damit es warm wird. Ein Holzofen braucht Holz mit bestem Brennwert und wird mit Erdöl nicht funktionieren. Eine Ölheizung werden Sie mit Buchenholz nicht zum Glühen bringen. Die Auswahl des Brennmaterials richtet sich nach den Möglichkeiten des Ofens. Genauso ist es bei unserer Verdauung. Ihre Verdauungsorgane brauchen die für Sie passende Ernährung. Wenn Sie mit groben Vollkornprodukten nicht zurechtkommen, dann weichen Sie auf bekömmliche Getreidesorten aus. Es gibt immer Alternativen! Voraussetzung ist, ein Verständnis dafür zu entwickeln, aber auch die eigene Konstitution zu akzeptieren.

Unbekömmliche Ernährung zeigt sich meist in Über- oder Unterforderung des Körpers bzw. wirkt sich auf Ihre Vitalität und Gesundheit aus. Wer sich gegen die Bedürfnisse des Körpers ernährt, wird sein Optimum an Wohlbefinden nicht erreichen. Es liegt in Ihrer Verantwortung, ob Sie in Ruhe essen oder Ihre Mahlzeiten hastig hinunterschlingen. Sie entscheiden darüber, wann, wie und was Sie essen. Und damit sind die »Würfel gefallen«. Ihre Ernährungsgewohnheiten spiegeln wider, ob Ihr Verdauungssystem innerhalb eines gesunden Spielraums gefordert oder in krankmachender Weise überfordert wird. Denken Sie daran: Das Ziel Ihrer Verdauungskraft ist, die von Ihnen verzehrten Lebensmittel in eine für Ihre Zellen verwertbare Form zu bringen. Ihre Körperzellen können nämlich eine Karotte oder ein Stück Brot nicht einfach als Energiequelle nutzen, sondern sie benötigen dafür Einzelbausteine. Ihr Verdauungssystem zerlegt die Lebensmittel in Aminosäuren, Einfachzucker, Fettsäuren oder »chinesisch gesprochen«: in Nahrungs-Qi. Wenn alles richtig abläuft, die Nahrung umgewandelt und transformiert werden kann, dann versorgt das Nahrungs-Qi Ihren Körper mit wertvollen Nährstoffen und »Unreines/Trübes/Überflüssiges« wird ausgeschieden. Zum Verdauen gehört das richtige Aufschließen der Lebensmittel und das Umwandeln in Körpersubstanz, Kraft und Energie. Mangelhafte Verdauung zeigt sich in Beschwerden der Verdauungsorgane (Aufstoßen, Sodbrennen, Blähungen, Völlegefühl, Heißhunger, Müdigkeit nach dem Essen, Verstopfung, Durchfall). Unsere Ausscheidungen liefern erste Hinweise: Funktioniert die Verdauung, haben wir regelmäßig Stuhlgang ohne mühsame lange Sitzungen. Der Stuhl ist idealerweise (wurstförmig) geformt, hat wenig Geruch und ist infolge des Schleimüberzugs an der Oberfläche glatt und beschmutzt wenig den After (es ist kaum Papier erforderlich). Wenn Ihnen also Rohkost oder Vollkornprodukte Blähungen und Durchfall verursachen, dann ist das für Sie nicht die passende Ernährung. Ihr Verdauungsfeuer ist möglicherweise zu schwach bzw. Ihr Verdauungssystem überfordert. Suppen, Eintöpfe, Salate aus gekochtem Gemüse wie unsere traditionellen Wintersalate (Rote-Rüben-Salat, Selleriesalat u. a.) sind dann für Sie die bessere Wahl.

Schon Hippokrates wusste vor 2.500 Jahren: »Was du leicht verdauen kannst, das iss! Und was du nicht leicht verdauen kannst, das iss nicht!«

5-Elemente-Ernährung bei Histaminintoleranz

Die sogenannte 5-Elemente-Ernährung ist Teil der Traditionellen Chinesischen Medizin. Grundpfeiler dieser Ernährungslehre ist die Ausgewogenheit von Yin und Yang, wobei das Wissen um die thermische Wirkung von Lebensmitteln eine wichtige Rolle spielt. Auch im Hinblick auf Histaminintoleranz stellt die 5-Elemente-Ernährung eine sehr gute Basis dar. Die zubereiteten Speisen sind dadurch bereits automatisch sehr verträglich und bekömmlich – Essen zum Wohlfühlen sozusagen. Hier die wichtigsten Tipps für Ihre Ernährung, damit Sie so richtig »aus dem Bauch heraus« zufrieden sein können.

- **Bevorzugen Sie saisonales Obst und Gemüse aus biologischer Landwirtschaft**
  Hochwertige, frische und biologische Lebensmittel liefern Vitalität und Energie für Ihr Wohlbefinden und Ihre Gesundheit. Lebensmittel, die auf mineralhältigen Böden und bei natürlicher Sonneneinstrahlung wachsen und reifen können, enthalten alle wichtigen Vitamine und Nährstoffe.

- **Bevorzugen Sie Fleisch(-produkte) und Fisch aus biologischer Tierhaltung**
  Fleisch von Weidetieren, die natürliches Futter (u. a. Wiesen- und Heilkräuter) erhalten, ist nicht nur schmackhafter, sondern

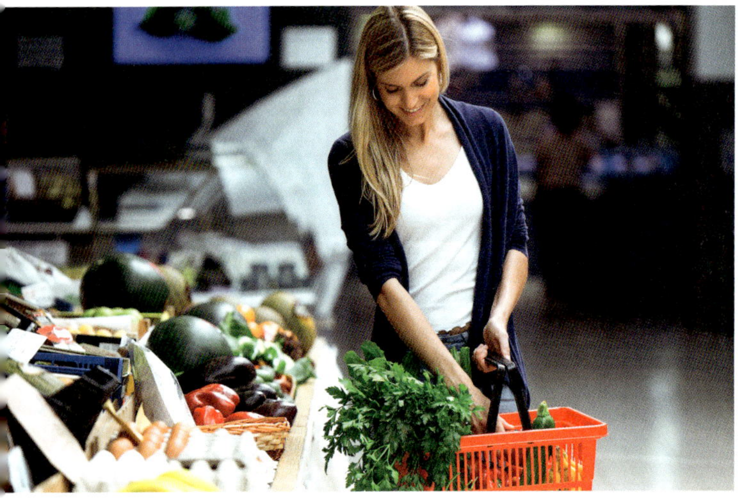

auch bekömmlicher. Medienberichte über unerwünschte Antibiotikarückstände und sonstige Gefährdungen tun ihr Übriges, um Produkten aus biologischer Tierhaltung den Vorzug zu geben. Das Gleiche gilt übrigens für Eier und Wurstwaren!

- **Kochen hilft der Verdauung**
  Bei vielen Menschen führt ein Zuviel an roher Nahrung zu Verdauungsstörungen – Blähungen, Völlegefühl und Müdigkeit sind die Folge. Eine vermehrte Zufuhr an gekochter Nahrung kann hier Abhilfe schaffen. Kochen nimmt dem Verdauungsapparat viel Arbeit ab. Erhitzte bzw. gekochte Speisen werden besser vertragen und erhöhen das Wohlbefinden. Ihre Mahlzeiten sollten zumindest warm beginnen oder enden, z. B. mit einer Suppe. Ein gekochtes und warmes Frühstück gibt Ihnen bereits am Morgen den Kick für den restlichen Tag.

- **Vermeiden Sie Lebensmittel mit Zusatzstoffen und Konservierungsstoffen**
  Zusatzstoffe wie Geschmacksverstärker, Farbstoffe, künstliche Aromen, naturidente Aromen und Konservierungsmittel sind heutzutage leider in sehr vielen Produkten enthalten. Die Wechselwirkungen der vielen verschiedenen Stoffe sind weitgehend unerforscht. Substanzen und Zutaten, die »neu« für unseren Körper sind, werden möglicherweise nicht gut vertragen und führen zu Störungen (z. B. Allergien). Insbesondere phosphat- und schwefelsäurehaltige Produkte (Käse, Wurst, Limonaden) behindern die Aufnahme von wertvollen Mineralstoffen und erhöhen die Risiken für Zahnprobleme und Osteoporose.
  Wenn Sie sich für frische und naturbelassene Lebensmittel entscheiden, können Sie diesen Konflikt vermeiden. Achten Sie auf die Herstellerangaben und bevorzugen Sie Produkte ohne Zusatzstoffe.

- **Bewusstes Trinken**
  Achten Sie auf eine ausreichende Flüssigkeitszufuhr mit ungesüßten Kräuter- und Früchtetees (Sorten regelmäßig wechseln!). Mineralwasser ist für viele Menschen aufgrund der Kohlensäure und eines möglichen zu hohen Mineraliengehaltes (z. B. Natrium) belastend. Leitungswasser ist in den meisten Regionen die bessere – und kostengünstigere – Alternative. Sollte Ihr Leitungswasser durch Nitrat und/oder andere Umweltgifte belastet sein, weichen Sie auf kohlensäurearmes oder stilles Mineralwasser aus. Vermeiden Sie eisgekühlte

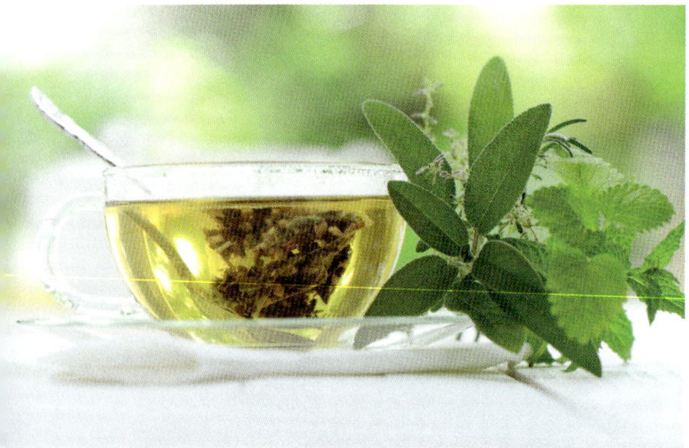

Getränke und große Mengen kalter Getränke während des Essens. Ein ideales Getränk ist heißes Wasser – probieren Sie es einmal aus!

- Entdecken Sie die Vielfalt an Gewürzen
  Unzählige köstliche Gewürze warten darauf, von Ihnen ausprobiert und verwendet zu werden! Sie machen Speisen nicht nur aromatisch, sie helfen auch bei der Verdauung – und die Speisen werden zudem optisch aufgewertet. Versuchen Sie einmal frisches Koriandergrün, Kardamom, Majoran, Ysop, Bockshornkleesamen, Liebstöckel, frische Minze und viele andere Gewürze mehr – das Angebot ist nahezu unbegrenzt!

- Regelmäßige Essenszeiten
  Die Einhaltung regelmäßiger Essenszeiten ist wichtig und hilfreich für Ihre Verdauung. Bei drei ausreichenden und nährenden Mahlzeiten am Tag verschwinden normalerweise Süßgelüste und Heißhungerattacken. Ein regelmäßiger Essrhythmus fördert Ihr Wohlbefinden!

- Zur richtigen Zeit essen
  In der TCM gilt das bei uns bekannte Sprichwort: »Iss morgens wie ein Kaiser, zu Mittag wie ein Edelmann und abends wie ein Bettler.« Erklärt wird dieser Grundsatz mit der Organuhr: Jedes Organ hat eine Zeit von zwei Stunden täglich, während der es energetisch besonders gut versorgt ist und daher seine Funktionen besonders gut erfüllen kann. In den Vormittagsstunden sind die Verdauungsorgane (Dickdarm, Magen und Milz) am besten versorgt und eine nährende, sättigende Mahlzeit ist daher sinnvoll.

Ihr Weg zu mehr Wohlbefinden

Was können Sie tun, um sich trotz Histaminintoleranz rasch besser zu fühlen? Idealerweise werden Lebensstil- und Ernährungsmaßnahmen so kombiniert, dass eine überhöhte Histamineigenproduktion gedrosselt und reguliert wird. Dann ist nämlich die Toleranzschwelle größer und eine ausgewogene, genussvolle Ernährung möglich, ohne auf alles verzichten zu müssen.

Ein Standbein der Therapie ist die histaminarme Ernährung. Gleichzeitig ist diese auch notwendig, um die Diagnose Histaminintoleranz zu bestätigen. Ziel ist, dass sich in ein bis zwei Wochen die Beschwerden vermindern. Im Vordergrund steht, den Histamingehalt der Nahrung auf ein verträgliches Maß zu reduzieren, um so eine weitestgehende Beschwerdefreiheit zu erreichen. Im Anschluss daran werden weitere Lebensmittel im Speiseplan hinzugefügt, um sich an die persönliche Toleranzgrenze heranzutasten. Die Verträglichkeit ist individuell sehr unterschiedlich, deshalb ist das Führen eines Symptom- und Ernährungstagebuches unerlässlich. So mühsam das auf den ersten Blick klingt, so hilfreich ist es. Wenn Sie beispielsweise drei Wochen Tagebuch führen und mehrheitlich »gute Tage« haben, dann haben Sie quasi Ihren Ernährungsplan immer bei der Hand. Auf diese guten Tage können Sie nämlich immer wieder zurückgreifen. Und sollten Sie beim Genuss gleicher Lebensmittel an anderen Tagen Beschwerden haben, dann wissen Sie auch, dass es nicht die Mahlzeiten waren, sondern möglicherweise eine Stressreaktion, eine sportliche Belastung oder Ähnliches. Idealerweise unterstützt Sie eine geschulte Ernährungsberaterin/ein geschulter Ernährungsberater oder eine Diätologin/ein Diätologe bei der Interpretation und Auswertung.

Die Rezeptvorschläge in diesem Buch zielen darauf ab, sich über einen Zeitraum von vier Wochen konsequent histaminarm zu ernähren, das heißt, alle stark histaminreichen Speisen werden gemieden. Wenn die Beschwerden besser werden, ist der Verdacht der Histaminintoleranz erhärtet und Sie können Ihre individuelle Toleranzgrenze ermitteln. Mit anderen Worten: Erweitern Sie die Palette an Lebensmitteln, die Sie zu sich nehmen, und wählen Sie Nahrungsmittel mit mittlerem Histamingehalt und Histaminliberatoren. Finden Sie auf diese Weise heraus, wie viel Histamin Sie ohne Beschwerden vertragen.

Antihistaminika schwächen die Wirkung des Histamins ab bzw. können sie auch aufheben, indem die Histaminausschüttung gehemmt wird.

Neben der Ernährungsumstellung besteht zusätzlich die Möglichkeit, das Enzym Diaminoxidase als Nahrungsergänzungspräparat einzunehmen oder die Beschwerden durch Antihistaminika zu lindern.

Die Einnahme von Medikamenten sollte aber möglichst nur bei Speisen mit unbekannter Zusammensetzung (z. B. bei einem Restaurantbesuch) vorbehalten bleiben. Eine Dauertherapie mit Antihistaminika ist nur bei einer ausgeprägten Histaminose sinnvoll und bedarf der Rücksprache mit dem behandelnden Arzt/der behandelnden Ärztin.

Die wichtigsten therapeutischen Maßnahmen sind:

- Einhalten einer histaminarmen Diät
- Reduktion von Lebensmitteln, die Histamin freisetzen können (Histaminliberatoren)
- Vermeiden von alkoholischen Getränken
- Gegebenenfalls Einnahme von Antihistaminika (vor dem Essen)
- Einnahme des Enzyms Diaminoxidase als Nahrungsergänzungspräparat (z. B. DAOCUR®)
- Therapeutische Gaben von hoch dosiertem Vitamin B6, Vitamin C, Mangan, Zink (bitte mit dem behandelnden Arzt absprechen)
- Vermeiden von Medikamenten, die Histamin freisetzen und/oder die DAO hemmen

Die Rolle von Vitaminen und Mineralstoffen

In wissenschaftlichen Studien wurde festgestellt, dass eine Histaminintoleranz gleichzeitig mit einer Verminderung von Vitaminen und Mineralstoffen einhergeht. Die Gabe von Vitaminen und Mineralstoffen kann die Aktivität der DAO verbessern. Hierzu zählen insbesondere Mangan, Vitamin C, Vitamin B6 und Zink. Fragen Sie Ihren Arzt/Ihre Ärztin, welche ergänzenden Vitaminpräparate eventuell förderlich sind.

Vitamin C spielt eine Rolle in der Kontrolle des Histaminspiegels im Blut, da es das Histamin oxidativ im Körper abbaut. Eine unzureichende Vitamin-C-Versorgung erhöht den Histaminspiegel im Blut. Dieser wiederum verschlimmert Allergien, Asthma, Magengeschwüre sowie ganz bestimmte psychische Erkrankungen. Raucher sind aus diesem Grund besonders gefährdet, da die Gefahr einer Vitamin-C-Unterversorgung sehr groß ist.

Außerdem muss auf eine ausreichende Zufuhr von Pyridoxin (Vitamin B6) geachtet werden, da dieses Vitamin für die Bildung des Enzyms DAO benötigt wird. Pyridoxinhaltig sind u. a. Bananen, Pellkartoffeln, Avocados, Vollkornprodukte – also Lebensmittel, die auch viel Histamin enthalten und deshalb gemieden werden sollten.

Sofern ein Vitamin-B6-Mangel festgestellt wird, ist die Einnahme von Vitamin B6 als therapeutische Maßnahme sinnvoll bzw. gilt es, die Ernährung dahingehend zu optimieren. Wichtig ist das vor allem bei eiweißreicher Ernährung (z. B. bei Paleo- oder Low-Carb-Ernährung), da zum Abbau von Eiweiß Vitamin B6 benötigt wird. Experten empfehlen zusätzlich auf das richtige Verhältnis von Vitamin B6 zu Eiweiß zu achten: Der Quotient (Vitamin B6/Eiweiß) sollte möglichst hoch sein.

Gegen einen hohen Histaminspiegel wirken auch Kalzium, Magnesium und Zink. Bei allen Histaminpatienten sollte die Optimierung dieser drei Mineralstoffe Grundvoraussetzung sein. Auch der Kupferspiegel sollte in diesem Falle überprüft werden, da Kupfer (wie auch Zink) eine Schlüsselrolle in vielen Enzymsystemen einnimmt. Eine spektrometrische Vollblutanalyse aus dem Labor kann hierbei wertvolle Hilfe leisten.

Besonders bei einer konventionellen Ernährung mit Weißmehlprodukten und Zucker ist auf eine ausgewogene Zufuhr von Vitamin B3, B5, B6, B12 und Folsäure zu achten.

Die Rezepte in diesem Buch sind durch ihre hohe Nährstoffdichte dahingehend unterstützend ausgerichtet.

Werdende Mütter sind übrigens in der Schwangerschaft meist völlig beschwerdefrei. Das liegt daran, dass die Plazenta während der Schwangerschaft das Enzym Diaminoxidase produziert, um das Baby vor Histamin zu schützen. Nach der Entbindung treten die Beschwerden dann allerdings wieder auf.

Die Ernährung – und somit auch die Rezepte in diesem Buch – zielen darauf ab, den Konsum von histaminreichen und histaminfreisetzenden Lebensmitteln auf ein verträgliches Maß zu beschränken. Die meisten Lebensmittel enthalten einen gewissen Anteil an Histamin oder biogenen Aminen und ein völliger Verzicht ist praktisch nicht möglich. Eine Reduktion des Verzehrs von stark histaminhaltigen Lebensmitteln und die Bevorzugung von selbst gekochtem, frischem Essen, bringt aber in der Regel rasch deutliche Verbesserungen.

Beschwerden treten meist dann auf, wenn mehrere Faktoren zusammenkommen wie beispielsweise der Genuss eines histaminhaltigen Essens mit gleichzeitigem Alkoholkonsum. Umgekehrt enthalten einige Lebensmittel – wie beispielsweise Bäckerhefe – zwar viel Histamin, werden aber nur in sehr geringen Mengen verarbeitet. So enthalten Brot- und Backwaren meist nur wenige Gramm an Hefe und werden deshalb gut vertragen. Das Gleiche gilt für Zitronen. Ein bis zwei Tropfen Zitronensaft für die Salatsoße oder für den Fisch führen normalerweise zu keinen Beschwerden und müssen nicht gemieden werden. Mit dem Verzehr von frischen und möglichst unbearbeiteten Lebensmitteln sind Sie weitestgehend auf der sicheren Seite. Hierzu zählen fangfrischer Fisch, frisches Fleisch, frisches Gemüse, die meisten Obstsorten (außer Zitrusfrüchte), Trinkmilch, Frischkäse sowie fast alle alkoholfreien Getränke.

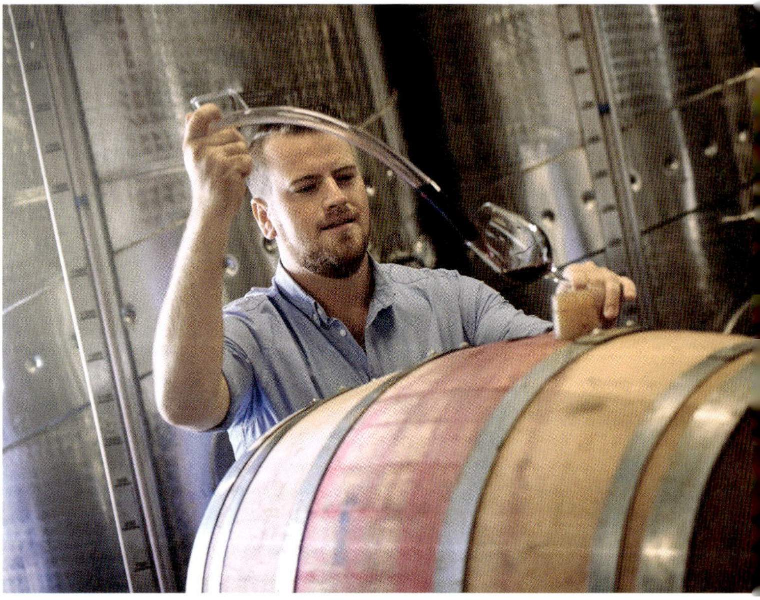

Wie kommt das Histamin in den Wein?

Histamin entsteht im Wein während der Gärung und vor allem im Zuge des biologischen Säureabbaus durch Bakterien. Beim Säureabbau wird die Apfelsäure in die weichere, vollmundiger schmeckende Milchsäure umgewandelt. Diesen Prozess durchlaufen in Österreich fast alle Rotweine, aber auch viele reife, lange auf der Hefe gelagerte Weißweine, Weißweine mit Barriqueausbau und sogenannte Orange-Weine. Durch gute Kellerwirtschaft und vor allem durch den Einsatz von Reinzuchtkulturen kann der Histamingehalt minimiert werden. Frische, fruchtige österreichische Weißweine (z.B. Grüner Veltliner) sind in der Regel histaminarm oder histaminfrei.

Der Histamingehalt hängt nicht direkt von der Rebsorte ab. Da Histamin während des biologischen Säureabbaus entsteht und dieser in Österreich meistens bei Rotwein und selten bei Weißwein stattfindet, findet man Histamin eher bei Rotweinsorten.

Gesundheitsbezogene Angaben wie »histaminarm« oder »histaminfrei« sind bei Wein generell verboten. In Werbematerial oder im Onlinehandel darf aber z.B. auf die Analyse der Bundesanstalt für Weinbau in Eisenstadt, die den untersuchten Weinen einen Histamingehalt unter 0,1 mg/l bescheinigt, hingewiesen werden. Marken und Fantasiebezeichnungen, die auf »Histaminfreiheit« hinweisen, dürfen nicht verwendet werden.

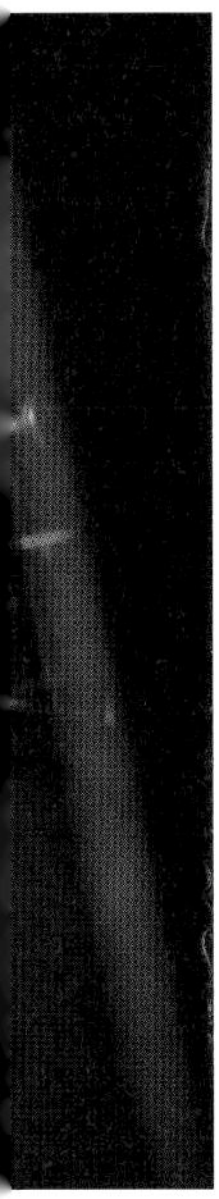

Tipp: Bei Histaminintoleranz sollte man zum Weingenuss histaminarmes Essen wählen, wie frisch zubereitete Gerichte mit Gemüse und Huhn. Gereifter Käse, geräuchertes Fleisch, aufgewärmtes Essen und andere histaminreiche Speisen sollten vermieden werden.

Histaminarme Lebensmittel – bitte zugreifen:

Aufgrund weiterer, eventuell zusätzlich vorhandener Unverträglichkeiten ist zu beachten, dass der geringe Histamingehalt eines Lebensmittels allein noch nichts über die jeweilige Verträglichkeit für den Betroffenen aussagt. Bitte deshalb ebenfalls die individuelle Verträglichkeit beachten.

- Fleisch – Rindfleisch, Kalbfleisch, Lammfleisch, Geflügel (frisch, gekühlt, gefroren)
- Fisch (fangfrischer Fisch ist optimal oder tiefgefroren)
- Frisches Obst: Äpfel, Aprikosen (Marillen), Heidelbeeren, Johannisbeeren, Kirschen, Kakis, Litschis, Mangos, Melonen, Preiselbeeren, Rhabarber
- Frisches Gemüse: Blattsalate, Chinakohl, Brokkoli, Blumenkohl (Karfiol), Rotkohl, Weißkohl, Grünkohl, Gurke, Rote Beete, Kürbis, Zwiebel, Radieschen, Rettich, Paprika, Karotten, Kartoffeln, Knoblauch, Lauch, Mais, Rhabarber, Spargel, Zucchini
- Getreide (anfangs glutenfreies bevorzugen, um etwaige Entzündungsprozesse im Darm zu minimieren): Reis, Polenta, Hirse, Buchweizen, Amarant, Quinoa, kleine Mengen Haferflocken, Teigwaren und hefefreies Roggenbrot (ab der 3. Woche)
- Milchersatz (Reis-, Hafer-, Kokosmilch)
- Getränke: Mineralwasser, Leitungswasser, Kräutertee
- Eier, bevorzugt Eigelb
- Milchprodukte in kleinen Mengen: Saure Sahne (Sauerrahm), Sahne (Schlagobers), Joghurt, Quark (Topfen), Käse nach holländischer Art, Geheimratskäse, Cottage Cheese, Frischkäse-Erzeugnisse
- Alkohol in kleinen Mengen: Weißweine wie z. B. Grüner Veltliner sind in der Regel histaminfrei oder histaminarm. Schlumberger Sparkling brut und extra dry werden nach einem eigenen Patent hergestellt, wodurch dem Sekt Histamin entzogen wird und somit kaum Histamin enthalten ist. Schilcher Wein und Messweine sind ebenfalls gut verträglich.

Selbst gekochtes Essen aus frischen Lebensmitteln und das Vermeiden von Fertigprodukten bringt rasch große Verbesserung bei den Beschwerden!

Vier-Wochen-Neustart für Ihren Körper

Das Ernährungsprogramm

Vier-Wochen-Neustart für Ihren Körper – das Ernährungsprogramm

»Lasst Nahrung eure Heilmittel sein« – diese Aussage formulierte der griechische Arzt Hippokrates bereits ca. 400 vor Christus. Eine gesunde und ausgewogene Ernährung führt ohne Zweifel zu mehr Gesundheit und Wohlbefinden – das gilt in besonderem Maße auch im Hinblick auf Histaminintoleranz.

Das Vier-Wochen-Neustart-Ernährungsprogramm

Die folgenden Rezepte unterstützen Sie mit einem Vier-Wochen-Programm, um Ihren Darm und Ihr Immunsystem zu stärken, damit Sie langfristig möglichst beschwerdefrei leben können. Außerdem finden Sie eine Vielzahl an Rezepten, die generell sehr nährstoffreich, bekömmlich und vor allem rasch und einfach zuzubereiten sind. Möglichst oft frisch gekochtes, gut verträgliches Essen ist die beste Unterstützung bei Histaminintoleranz.

Das Vier-Wochen-Neustart-Programm hat das Ziel, Ihr Immunsystem und den Darm mit einer histaminarmen Ernährung zu entlasten. Zusätzlich versorgt eine hohe Nährstoffdichte Ihren Körper gut mit Vitaminen und Mineralstoffen und beruhigt das Immunsystem.

Das Ernährungsprogramm geht in drei Teilschritten vor:

- Woche 1: Histaminreiche Lebensmittel und Histaminliberatoren werden eliminiert.

Spezielle Lebensmittel (Kraftsuppen) werden als Unterstützung konzentriert zugeführt.

- **Woche 2 + 3:** Praxistaugliche, histaminarme Basiskost fungiert als Unterstützung für den Darm.
- **Woche 4:** Neue Lebensmittel werden ausprobiert und nach und nach erweitert.

Im letzten Abschnitt des Rezeptteils finden Sie Dessertvorschläge für besondere Momente, die Sie idealerweise erst ab Ende der zweiten Woche nutzen, damit das Entlastungsprogramm durch wenig Obst und Zucker gut unterstützt wird.

Für einen Zeitraum von 21 Tagen wird denjenigen Lebensmitteln der Vorzug gegeben, die dem Körper möglichst wenig Histamin zuführen und somit die Balance fördern und den Darm entlasten. Das beruhigt das Immunsystem, lässt Entzündungsprozesse im Darm abheilen – der Körper wird entlastet. In der vierten Woche werden mehr Lebensmittel dazugenommen und Sie werden durch die vorherige Entlastung besser spüren, was bzw. ob Ihnen ein bestimmtes Lebensmittel guttut. Denn wenn wir zum Beispiel Nahrungsmittel, auf die unser Körper empfindlich reagiert, täglich

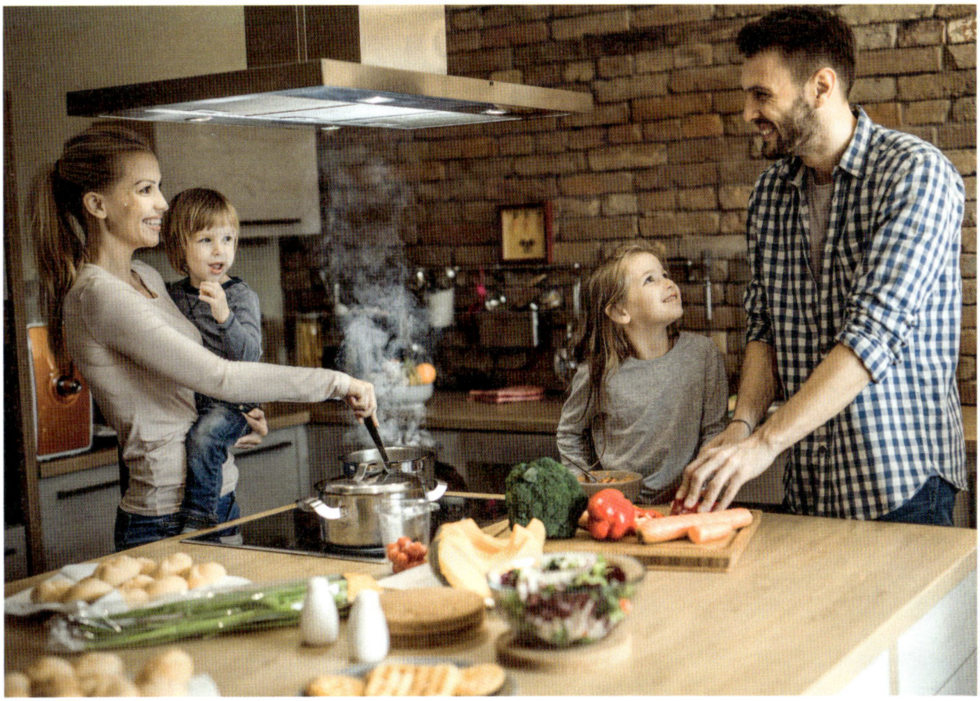

zu uns nehmen, ist es sehr schwierig, Zusammenhänge herzustellen. Ein Beispiel: Sie konsumieren täglich Milch und Milchprodukte. Sie fühlen sich chronisch müde, haben Gelenkschmerzen, einen Blähbauch oder Verdauungsstörungen. Diese Beschwerden dauern schon lange an und es ist kaum erkennbar, ob Lebensmittel die Ursache dafür sind. Werden Milch und Milchprodukte für einige Tage oder Wochen gemieden, tritt eine Verbesserung des Befindens ein. Sie fühlen sich weniger aufgebläht, haben mehr Energie, es geht Ihnen besser. Wenn Sie dann wieder Milch oder Milchprodukte zu sich nehmen, zeigt der Körper tatsächlich eine stärkere, klar nachvollziehbare Reaktion und macht es so möglich zu erkennen, welches Lebensmittel Ihnen individuell Probleme verursacht. Solche Auslass- oder Eliminationsdiäten brauchen zwar etwas Disziplin, sind aber in der Regel zielführender als Allergietests oder Tests auf Unverträglichkeiten. Diesem Prinzip folgen wir im Vier-Wochen-Programm. Sämtliche Lebensmittel, die aus der langjährigen Erfahrung in der Ernährungsberatung beziehungsweise laut Fachliteratur problematisch sind, werden drei Wochen vermieden.

- Gluten
- Käse, vor allem gereifte Sorten wie z. B. Parmesan
- Hülsenfrüchte, Sojaprodukte
- Sauerkraut, Melanzani, Tomaten, Sellerie, Spinat, Champignons
- Birnen, Bananen, Himbeeren, Kiwis, Zitrusfrüchte, Pflaumen/Zwetschken, Erdbeeren
- Nüsse (z. B. Erdnüsse)
- Rotweinessig
- Scharfe Gewürze
- Kakao, Schokolade

> Selbstverständlich gilt es, verordnete Medikamente weiterhin einzunehmen. Diese Empfehlungen stellen keinen Ersatz für ärztliche Behandlung dar.

Nahrung ist wesentlich mehr als die Aufnahme von Kalorien. Die Lebensmittel, die Sie täglich essen, wirken sich auf Ihre (Darm-)Gesundheit aus. Ebenso haben Lebensmittel einen Einfluss darauf, ob Entzündungsprozesse im Körper ablaufen oder Fehlgärungen im Darm gefördert werden. Bei Lebensmittelintoleranzen ist das Ziel, mit einer geeigneten Ernährung den Darm zu beruhigen und die schwache Enzymtätigkeit zu stärken. Dazu geeignet sind einfache Speisen, idealerweise selbst gekocht und mit möglichst naturbelassenen Zutaten. Diese Kost ist reich an Nährstoffen, hypoallergen, eiweißreich, fettarm, liefert leicht verdauliche Kohlenhydrate und viele Vitamine und Mineralstoffe. Betroffene einer Histaminintoleranz profitieren zusätzlich von einem warmen

Frühstück, welches sehr bekömmlich ist und gut verwertbare Nährstoffe liefert. In den ersten beiden Wochen sind eine warme Suppe oder ein glutenfreier Getreidebrei ein idealer Start in den Tag.

Zusätzlich werden »Heilrezepturen«, zum Beispiel Kraftsuppen, die den Körper bei der Regeneration unterstützen, eingebaut. Ballaststoffe werden eingeschränkt, damit die Darmschleimhaut ausheilen kann.

Wenn es Ihnen besser geht, kommen nach und nach einzelne Lebensmittel wieder dazu. Beobachten Sie dann bitte genau, wie Sie darauf reagieren. Wenn Sie merken, dass Sie ein Lebensmittel nicht gut vertragen, lassen Sie es wieder weg. Warten Sie drei bis vier Tage und probieren Sie es dann neuerlich aus. Eine Dokumentation in einem Ernährungstagebuch ist hilfreich. So erkennen Sie Zusammenhänge besser, beziehungsweise können Ihre Notizen auch mit Ihrem Arzt/Ihrer Ärztin, Ernährungsberater/Ernährungsberaterin, Diätologen/Diätologin besprechen.

Als Alternativen zu Milch und Milchprodukten kommen in den ersten drei Wochen auch pflanzliche Produkte zum Einsatz, z. B. Reis-, Mandel- oder Haferdrink. Damit die Kalziumversorgung sichergestellt ist, beinhalten die Rezepte kalziumreiche Getreide wie Quinoa oder Gemüsesorten wie z. B. Fenchel.

Gluten

Gluten ist das Klebereiweiß, welches in Getreide wie Weizen, Gerste, Dinkel, Roggen enthalten ist. Wenn die Darmschleimhaut nicht mehr intakt ist, das heißt, wenn der Darm durchlässig ist, können unverdaute Partikel in den Blutstrom gelangen und werden dann vom Immunsystem als fremde Substanzen erkannt. Das kann Entzündungen fördern, ohne »echte« Glutenallergie oder Zöliakie. In der Praxis hat sich für Menschen mit Histaminempfindlichkeit eine glutenfreie Ernährung für drei bis vier Wochen bewährt. Langfristig wird eine glutenarme Ernährung empfohlen. Keine Angst, es gibt viele Alternativen zu den glutenreichen Getreidesorten. Die Rezepte und Speisen bleiben abwechslungsreich und schmackhaft. Glutenfrei sind z. B. Quinoa, Amarant, Hirse, Buchweizen, Reis, Polenta (Maisgrieß).

Küchentechnische Tipps & allgemeine Hinweise

- Bevorzugen Sie frische Lebensmittel, diese sind histaminarm.
- Achten Sie auf Hygiene bei der Lagerung und Zubereitung der Speisen! Histamin entsteht durch Bakterien. Mangelnde Hygiene ist oftmals für den erhöhten Histamingehalt im Lebensmittel verantwortlich.
- Bei langer Lagerung und zunehmendem Reifegrad steigt der Histamingehalt in Lebensmitteln! Beispiel: Käse – je reifer ein Käse ist, umso histaminreicher ist er. Histamin kann auch Bestandteil vergorener pflanzlicher Lebensmittel sein, z. B. von Sauerkraut, oder Bestandteil von Lebensmitteln, die zur Konservierung in Essigmarinaden eingelegt werden, z. B. Essiggurken, Mixed Pickles.
- Histamin ist temperaturunempfindlich! Es kann weder durch Erhitzen noch durch Tiefkühlen zerstört werden.
- Beachten Sie, dass bei Flüssigkeitsaufnahme die Histaminzufuhr viel rascher und konzentrierter erfolgt, als wenn Sie feste Nahrung zu sich nehmen! Gleichzeitiger Konsum von Nahrungsmitteln und Alkohol begünstigt das Auftreten von Symptomen, da Alkohol die Durchlässigkeit der Darmschleimhaut erhöht. Histamin gelangt so verstärkt in die Blutbahn und löst Beschwerden aus.
- Auch bereits fertig zubereitete Speisen sollten nicht noch einmal aufgewärmt werden, da dabei die Bildung von Histamin gefördert wird.

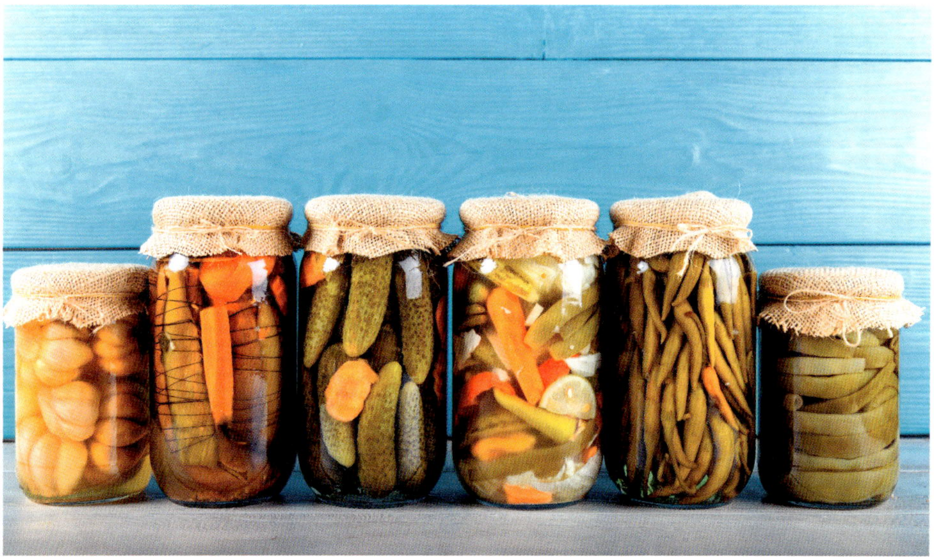

- Vorsicht bei Fisch und Meeresfrüchten! Bereits bei geringen geschmacklich wahrnehmbaren Veränderungen müssen Sie mit einem erhöhten Gehalt an Histamin und anderen biogenen Aminen rechnen.

Was sind Antinutritiva?

Antinutritiva sind Substanzen, die unseren Korper nicht nähren, sondern den gegenteiligen Effekt haben. Sie machen andere Nährstoffe ganz oder teilweise unbrauchbar. Zu diesen antinutritiven Substanzen gehören Pflanzenstoffe wie Phytinsäure, Lektine, Gliadine (Gluten) oder auch Tannine. Nimmt man zu viel davon auf, kann das zu Beschwerden oder eingeschränkter Nährstoffverfügbarkeit führen. Zur Regeneration der Magen-Darm-Schleimhaut und als Entlastung für das Immunsystem werden beim Vier-Wochen-Programm diese Substanzen weitestgehend vermieden. Das garantiert die bestmögliche Bioverfügbarkeit aller Nährstoffe.

Es folgt eine kurze Übersicht der wichtigsten Antinutritiva, die in den nachfolgenden Rezepten ausgespart wurden.

- Gliadine (Gluten) in Getreide und getreidehaltigen Lebensmitteln fördern das Leaky-Gut-Syndrom durch Freisetzung von Zonulin und können Entzündungsreaktionen mit Histaminausschüttung auslösen.
- Lektine in Getreide, Hülsenfrüchten, Nachtschattengewächsen oder Erdnüssen können die Darmwände angreifen und so das Leaky-Gut-Syndrom und Entzündungen fördern.
- Phytinsäure in Hülsenfrüchten, vor allem in Soja bzw. in Vollkorngetreide, hemmt die Verdauungsenzyme (Pepsin, Trypsin) und verhindert die Aufnahme von Zink, Magnesium und Eisen.

Tipp

Führen Sie ein Gesundheits- und Ernährungstagebuch. Damit kommen Sie den Ursachen Ihrer Beschwerden besser auf die Spur. Dokumentieren Sie Symptome, Infektionen, Zeiten mit besonders starker Stressbelastung oder Medikamenteneinnahme (zum Beispiel Schmerzmittel etc.). So können Sie Zusammenhänge besser erkennen. In Kombination mit einem Ernährungstagebuch sehen Sie auch, was Ihnen guttut – darauf können Sie dann immer wieder zurückgreifen und aufbauen.

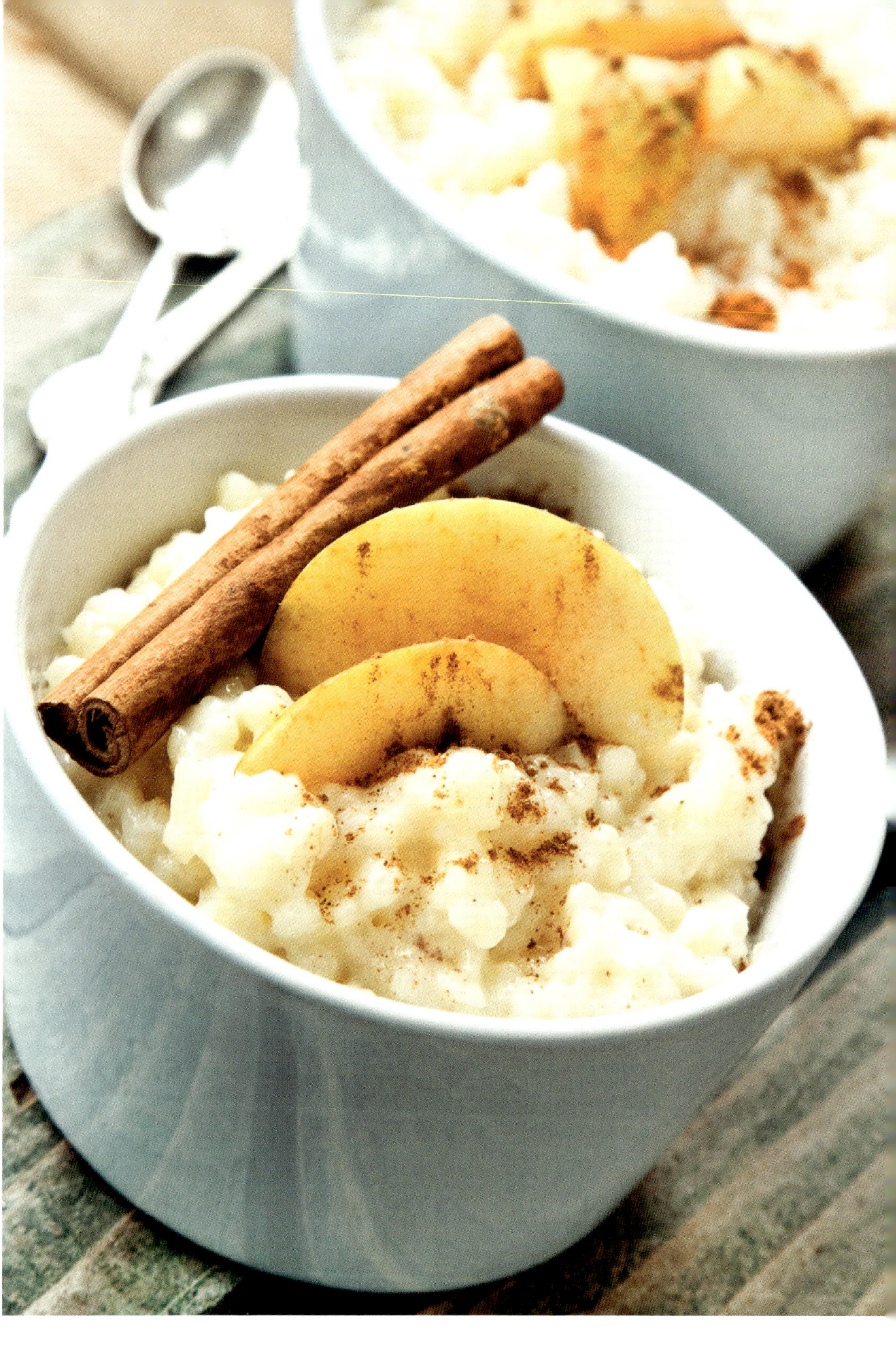

Rezepte

Erste heilende Woche

Einige Rezepte enthalten Zitronensaft, um die leichtere Verdaubarkeit der Speisen zu erhöhen. Zitronen gehören zwar zu den Früchten, welche die Histaminausschüttung ankurbeln können (siehe Seite 16), aber in geringen Mengen treten erfahrungsgemäß keine Probleme auf. Ähnlich ist es bei Mandeln, die zur Lebensmittelgruppe Nüsse gehören, aber von vielen Betroffenen sehr gut vertragen werden und so zur Versorgung mit Eiweiß und Omega-3-Fettsäuren beitragen. Achten Sie auf Ihre individuelle Reaktion und lassen Sie die Zitronen und Mandeln gegebenenfalls weg.

Reissuppe (Congee)

6–8 Portionen

ZUTATEN

1 Tasse Vollkornreis
10 Tassen Wasser
10 Kardamomkapseln

ZUBEREITUNG

1. Reis mit Wasser und Kardamomkapseln aufkochen und dann auf kleiner Flamme 2 Stunden köcheln lassen. Da die Herdplatten unterschiedlich Hitze abgeben, bitte beim ersten Mal hin und wieder nachsehen, damit der Reis nicht anbrennt. Bei Bedarf weitere Flüssigkeit zugeben.

2. Die fertige Reissuppe kann dann je nach Bedarf verfeinert werden.

Süße Varianten:
Obst nach Saison: Heidelbeeren, Kirschen, Mango etc. – pro Portion mit 30 g Sonnenblumenkernen verfeinern.

Pikante Varianten:
Gemüse nach Saison: Kürbis, Karotten, Zucchini etc. kurz braten oder dünsten und mit 30 g Kürbiskernen oder mit 1 Spiegelei verfeinern.

Das Congee kann im Kühlschrank 4–5 Tage aufbewahrt werden. Einfach nach Bedarf 1–2 Schöpfer davon nehmen und süß oder pikant zubereiten. Mit 1 EL Leinöl pro Portion servieren.

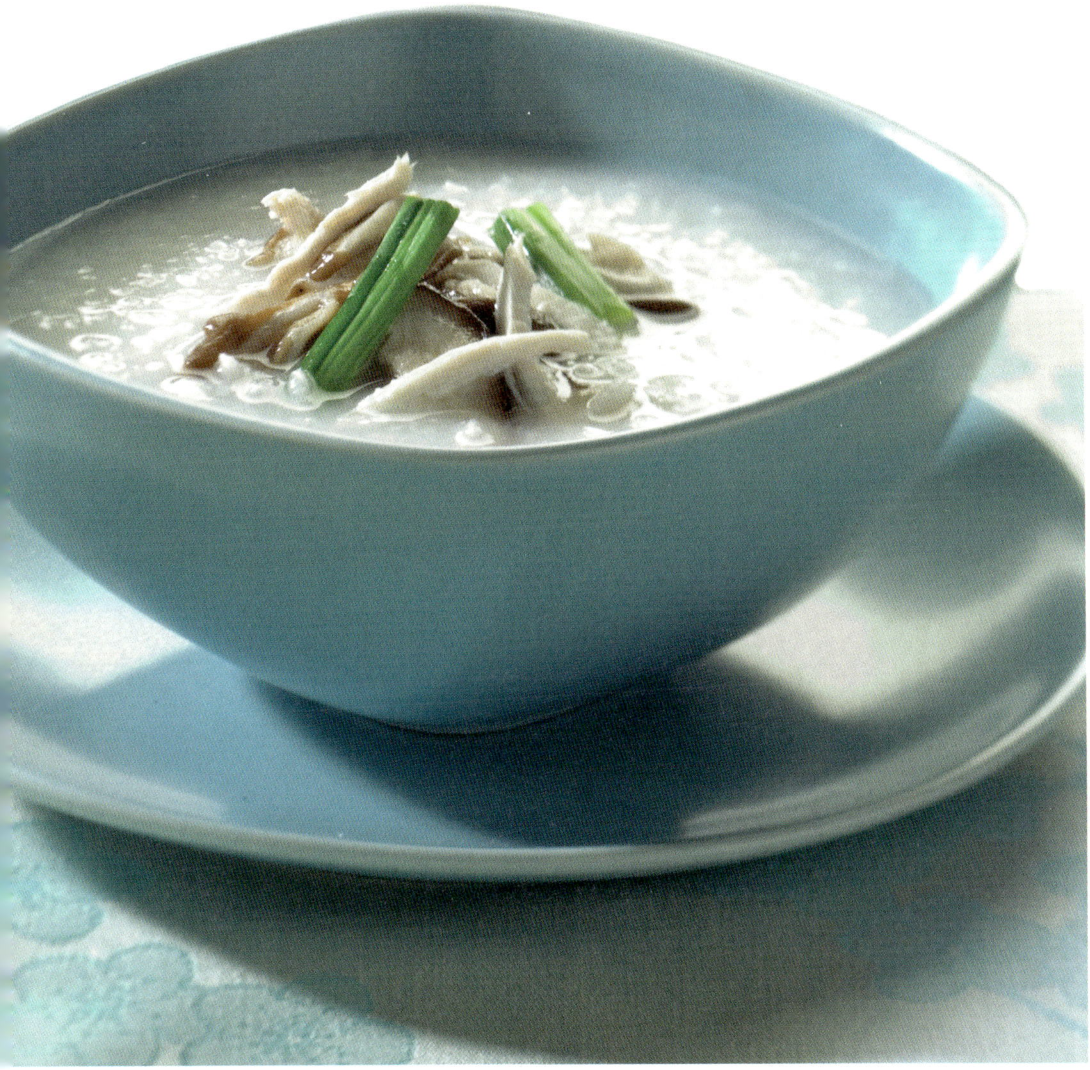

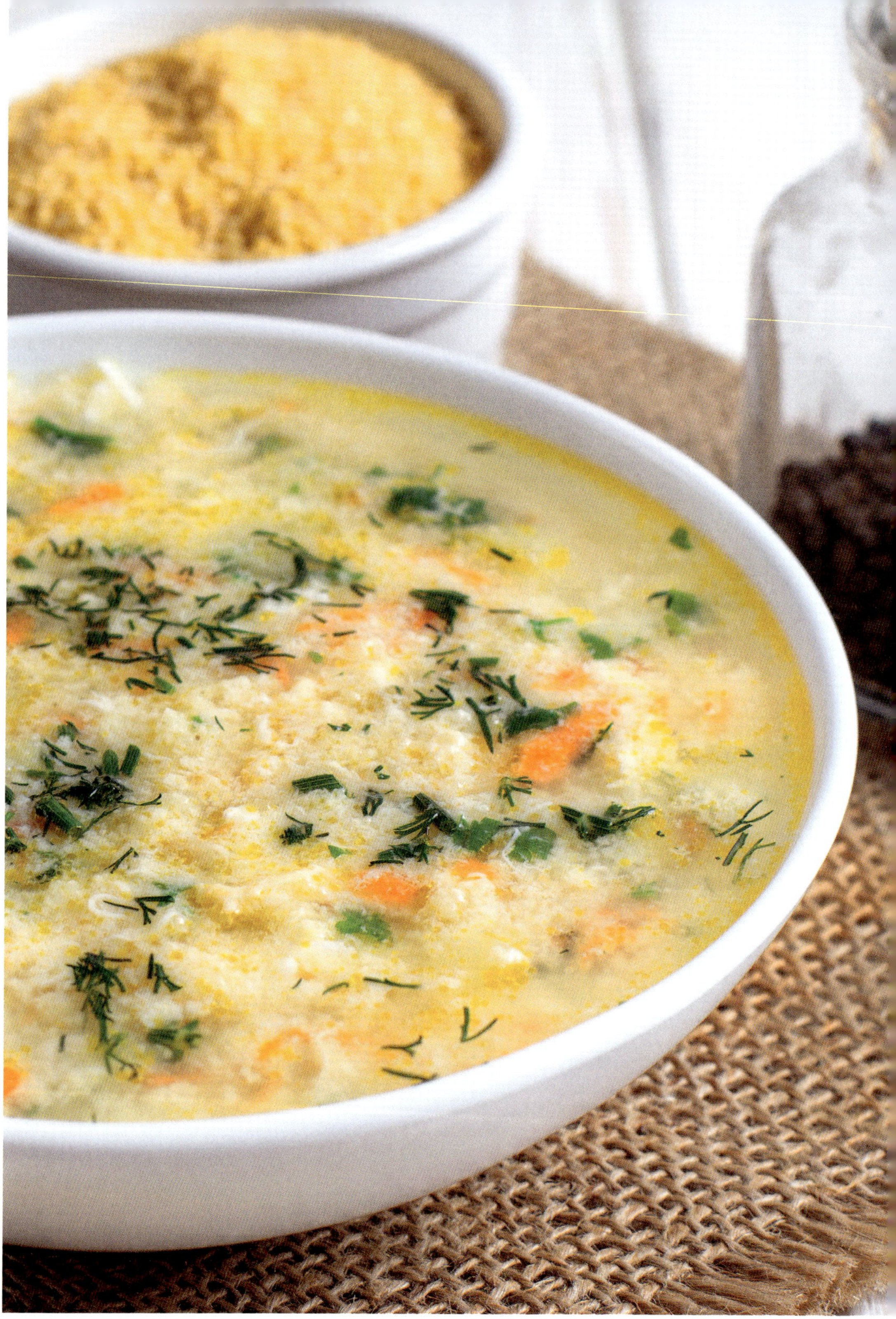

Hirse-Gemüse-Suppe

2 Portionen

ZUTATEN

2 Karotten
2 Pastinaken
1 Zwiebel
1 EL Rapsöl
60 g Hirse
1 Prise Muskatnuss, gerieben
Pfeffer
1 Prise Salz
600 ml Wasser oder Gemüsebrühe
½ Bund Petersilie
½ TL Paprikapulver

ZUBEREITUNG

1. Karotten und Pastinaken waschen, schälen und grob raspeln. Zwiebel schälen und fein hacken.

2. Rapsöl in einem Topf erhitzen und das Gemüse mit der Zwiebel andünsten. Dann die Hirse zugeben, kurz mitrösten und mit Muskat, Pfeffer und Salz abschmecken. Mit Wasser oder Gemüsebrühe aufgießen und aufkochen lassen. Die Suppe zugedeckt 15–20 Minuten kochen lassen.

3. Petersilie waschen, fein hacken und mit dem Paprikapulver zur Suppe geben. Bei Bedarf mit Pfeffer und Salz nochmals abschmecken.

Bis Mitte des 18. Jahrhunderts galten **Pastinaken** als wichtiges Grundnahrungsmittel. Dann verdrängten Kartoffeln und Karotten sie von ihrer Spitzenposition. Den Bauern war die siebenmonatige Wartezeit von der Saat bis zur Ernte einfach zu lang. Heute entdecken vor allem der Biolandbau und gesundheitsbewusste Menschen das Wurzelgemüse wieder. Und das hat seinen Grund: Pastinaken liefern vor allem Folsäure, viel Kalium, Phosphor, Eisen, Magnesium und Zink. Durch den hohen Anteil an ätherischen Ölen ist der Geschmack süßlich-nussig bis würzig-scharf.

Reissuppe mit Zucchini

2–3 Portionen

ZUTATEN

700 ml Gemüsebrühe
100 g Langkornreis
Ein paar Zweige frischer (Zitronen-)Thymian
250 g Zucchini
Saft von ½ Zitrone
Schale von 1 Zitrone (unbehandelt)
Pfeffer
1 Prise Salz

ZUBEREITUNG

1. In einem mittelgroßen Topf die Brühe mit Reis und Thymianzweigen – 2 Zweige zum Garnieren auf die Seite legen – erhitzen. Den Reis etwa 15 Minuten weich kochen.

2. Zucchini waschen und in Würfel schneiden. Zitrone waschen, die Schale fein abreiben und den Saft von ½ Zitrone auspressen.

3. Zucchiniwürfel in die Reissuppe geben und 3–5 Minuten weich kochen. Mit Salz, Pfeffer, Zitronensaft und Zitronenschale abschmecken und die Suppe mit Thymian garniert servieren.

Varianten:
Die Suppe kann auch mit anderen Gemüsesorten zubereitet werden, z. B. mit Maiskörnern, klein geschnittenem Rettich, Kürbiswürfeln, Blumenkohl oder Brokkoli. Auch bei den Kräutern sind der Fantasie keine Grenzen gesetzt: frische Petersilie, Dille, Basilikum, Schnittlauch oder Koriander geben Aroma und Geschmack.

Polenta mit Kirschkompott

2 Portionen

ZUTATEN

400 ml Reisdrink
80 g Polenta
2 EL Mandelmus
300 g Kirschen
(alternativ Äpfel oder Heidelbeeren)
½ Tasse Wasser
1 Zimtstange
½ TL Kardamompulver
Saft von ½ Zitrone
1 TL Kakaopulver

ZUBEREITUNG

1. Reisdrink in einem Topf erhitzen. Polenta und Mandelmus einrühren und bei mittlerer Hitze 10–15 Minuten zu einem Brei kochen.

2. In der Zwischenzeit die Kirschen waschen und entkernen. In einem weiteren Topf ½ Tasse Wasser erhitzen. Die Kirschen mit Zimtstange, Kardamom, Zitronensaft und Kakaopulver zu einem Kompott einkochen.

3. 2 Tassen oder Schälchen mit kaltem Wasser ausspülen. Die Polenta einfüllen und kurz überkühlen lassen und dann auf einen Teller stürzen und mit den Kirschen servieren.

Süßreis mit Apfel und Mandeln

2 Portionen

ZUTATEN

500 ml Reisdrink
100 g Rundkornreis oder Milchreis/Mochi-Reis
2 Äpfel
60 g Mandeln
Saft von ½ Zitrone
Schale einer Zitrone
1 TL Ingwer, gerieben
1 Prise Salz
½ TL Zimt

ZUBEREITUNG

1. Milch und Reis in einem Topf erhitzen, aufkochen lassen und zugedeckt 15 Minuten ausquellen lassen.

2. Äpfel waschen, eventuell schälen, Kerngehäuse entfernen und in kleine Stücke schneiden. Mandeln grob hacken. Zitrone waschen, die Schale fein abreiben und den Saft von ½ Zitrone auspressen.

3. Milchreis mit geriebenem Ingwer, Salz, Zitronensaft und Zitronenschale würzen und zum Schluss die Apfel- und Mandelstücke zugeben. Alles gut durchrühren, ein paar Minuten durchziehen lassen und mit Zimt bestreut servieren.

Bild siehe Seite 52

Quinoa mit Heidelbeeren

2 Portionen

ZUTATEN

2 Tassen Wasser
1 Tasse Quinoa
200 g Heidelbeeren
1 TL Ingwer, gerieben
Saft von ½ Zitrone
Etwas geriebene Zitronenschale
Mandeln oder Mandelmus (zum Verfeinern)

ZUBEREITUNG

1. Wasser in einem Topf mit der Quinoa aufkochen und zugedeckt bei mittlerer Hitze für etwa 15 Minuten weich kochen.

2. In der Zwischenzeit Beeren waschen, mit gekochter Quinoa verrühren und mit geriebenem Ingwer, Zitronensaft und -schale abschmecken. Alles gut durchrühren und nochmals 5–10 Minuten quellen lassen. Mit Mandeln oder Mandelmus verfeinern.

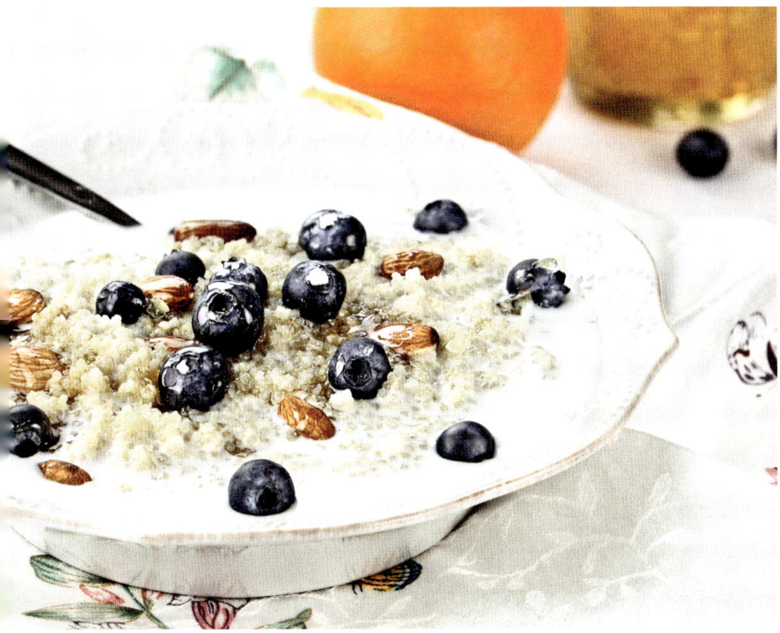

Hühnerkraftsuppe

2 Portionen

ZUTATEN

1 Hühnerbrust mit Knochen
1 Hühnerkeule
2 Karotten
2 Pastinaken oder Petersilienwurzeln
2 Scheiben Ingwer
4 Kardamomkapseln
1 Sternanis
1 Bund Petersilie
2 Zitronenscheiben
1 TL Wacholderbeeren
1 Prise Salz

Kraftsuppen sind durch ihre lange Kochzeit besonders stärkend. Sämtliche Zutaten werden nach dem Kochvorgang entsorgt, da sie ihre Kraft an die Suppe abgegeben haben. Kraftsuppen enthalten viele Mineralstoffe, sind leicht verdaulich und gut bekömmlich. Durch die Zugabe von frischem Gemüse, Kräutern, Getreide und Fleisch werden sie rasch zu einer vollwertigen Mahlzeit.

ZUBEREITUNG

1. Einen großen Topf mit Wasser erhitzen und die Hühnerteile 2–3 Minuten aufkochen. Hühnerteile dann in einem Sieb abseihen, Topf vom Schaum reinigen und die Hühnerteile mit frischem Wasser (ca. 3 Liter) neu aufsetzen.

2. Gemüse putzen, grob würfeln und zur Suppe geben. Ingwerscheiben, Kardamomkapseln, Sternanis, Petersilie, Zitronenscheiben und Wacholderbeeren zugeben. Eventuell entstehenden Schaum abschöpfen. Die Suppe auf kleiner Flamme etwa 1 Stunde köcheln lassen.

3. Hühnerteile herausnehmen, das Fleisch in einer Schüssel beiseitestellen und die Knochen zurück in die Suppe geben. Weitere 1,5–2 Stunden köcheln lassen. Dann die Suppe abseihen, mit Salz abschmecken und alle ausgekochten Zutaten wegwerfen.

4. Die klare Suppe heiß in Schraubgläser abfüllen, verschließen, kurz »auf den Kopf« stellen und nach dem Auskühlen im Kühlschrank aufbewahren.

Diese Suppenessenz ist die Basis für frische Suppenmahlzeiten. Dazu Hühnerbrühe erwärmen und frisches Gemüse der Saison (z.B. Karotten, Chinakohl, Erbsenschoten, Zucchini) kurz darin erhitzen. Gekochtes Hühnerfleisch und gekochten Reis beigeben, und schon ist eine sättigende Suppenmahlzeit fertig. Die Suppe kann auch getrunken werden.

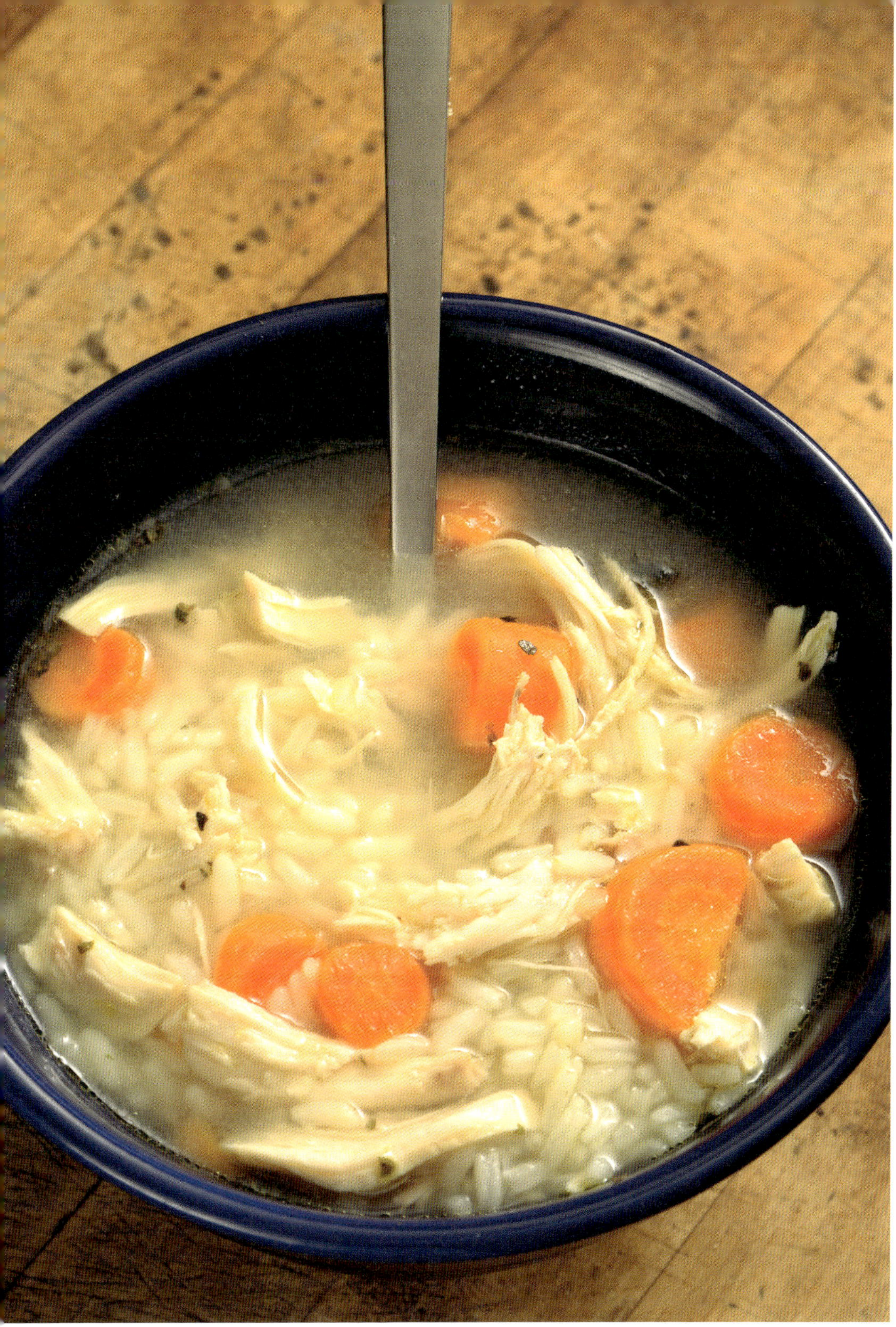

Stärkende Gemüsebrühe

Für etwa 2 Liter Gemüsebrühe

ZUTATEN

6 große Hände voll Gemüse*
Kräuter und Gewürze nach Belieben (z. B. Petersilie, Lorbeerblatt, Ingwer, Wacholderbeeren, Fenchelsamen, Oregano, Thymian, Majoran, Kurkumapulver, Koriandersamen)
3 l Wasser

* Verwenden Sie bitte möglichst viele verschiedene, frische Gemüsesorten, wobei mindestens vier der hier genannten dabei sein sollten: Fenchel, Karotten, Gelbe Rüben, Steckrüben (Kohlrüben), Rettich (weiß oder schwarz), Pastinaken, Petersilienwurzeln, Zwiebeln, Lauch, Shiitake-Pilze.

ZUBEREITUNG

1. Gemüse waschen, schälen, in grobe Stücke schneiden. Alle Zutaten in einen großen Topf geben, aufkochen und bei geringer Hitze mindestens 2 Stunden köcheln lassen.

2. Die Brühe abseihen, sofort heiß in Schraubdeckelgläser füllen und umgedreht auskühlen lassen. Die Brühe hält so im Kühlschrank 3–5 Tage und kann nach Bedarf verwendet werden. Mit klein geschnittenem, frischem Gemüse ist sie eine gute Basis für eine Gemüsesuppe mit Einlage.

Kürbisgemüse mit Hirse

2 Portionen

ZUTATEN

1 Tasse Hirse
2 Tassen Wasser
1 Hokkaidokürbis
2 EL Kürbiskerne
1 kleine Zwiebel
Meersalz
½ Bund Petersilie
½ TL Kurkuma
1 EL Rapsöl
2 Eier

ZUBEREITUNG

1. Hirse mit heißem Wasser in einem Sieb oder direkt im Topf zwei- bis dreimal waschen. Dabei langsam das überschüssige Wasser abgießen. Dann ca. 2 Tassen Wasser zugeben – die Hirse sollte gut 2 cm mit Wasser bedeckt sein – und zum Kochen bringen. Sobald die Hirse kocht, auf kleine Flamme zurückdrehen und die Hirse 10–15 Minuten weich kochen. Weitere 5–10 Minuten ausquellen lassen.

2. In der Zwischenzeit das Kürbisgemüse zubereiten: Kürbis schälen, entkernen und in grobe Stücke schneiden. Kürbisstücke mit etwas Wasser – sie sollten nur zu etwa einem Drittel mit Wasser bedeckt sein – in einem Topf erhitzen. Kürbiskerne zugeben. Zwiebel fein hacken und mit den Kürbiskernen zum Gemüse geben. Das Gemüse 10–15 Minuten weich dünsten und dann mit Salz, gehackter Petersilie und Kurkuma würzen.

3. Rapsöl in einer Pfanne erhitzen, 2 Spiegeleier braten und mit der Hirse und dem Gemüse anrichten.

Blumenkohlsuppe mit Polenta

2–3 Portionen

ZUTATEN

750 ml Wasser
1 kleiner Blumenkohl (Karfiol)
½ EL Anissamen
100 g Polenta (Maisgrieß)
Pfeffer
½ TL Ingwer, gerieben
1 Prise Salz
Saft von ½ Zitrone
Paprikapulver oder Kurkuma
Frische Kräuter zum Garnieren (z. B. Petersilie)
Optional: mit 150 ml Kokosmilch verfeinern

ZUBEREITUNG

1. Wasser in einem Topf erhitzen. Blumenkohl vom Strunk trennen, waschen und in kleine Stücke schneiden. Blumenkohlstücke, Anissamen und Polenta im Wasser aufkochen. Mit Pfeffer, geriebenem Ingwer, Salz, Zitronensaft und Paprikapulver oder Kurkuma abschmecken.

2. Die Suppe für 10–15 Minuten kochen, bis der Blumenkohl weich ist. Hin und wieder umrühren, damit die Polenta nicht am Topfboden klebt. Topf vom Herd nehmen und die Suppe mit dem Stabmixer pürieren. Suppe in tiefen Tellern anrichten und mit gehackten Kräutern garniert servieren.

Gemahlene Maiskörner werden in ganz Europa als **Polenta** angeboten. Mais ist glutenfrei, sehr bekömmlich und wird als Maisgrieß (Polenta) süß oder salzig verarbeitet. Die Verwendungsmöglichkeiten sind vielfältig – ob süß oder pikant, der schmackhafte Maisgrieß wird als Beilage oder Süßspeise in vielen Ländern gern verwendet.

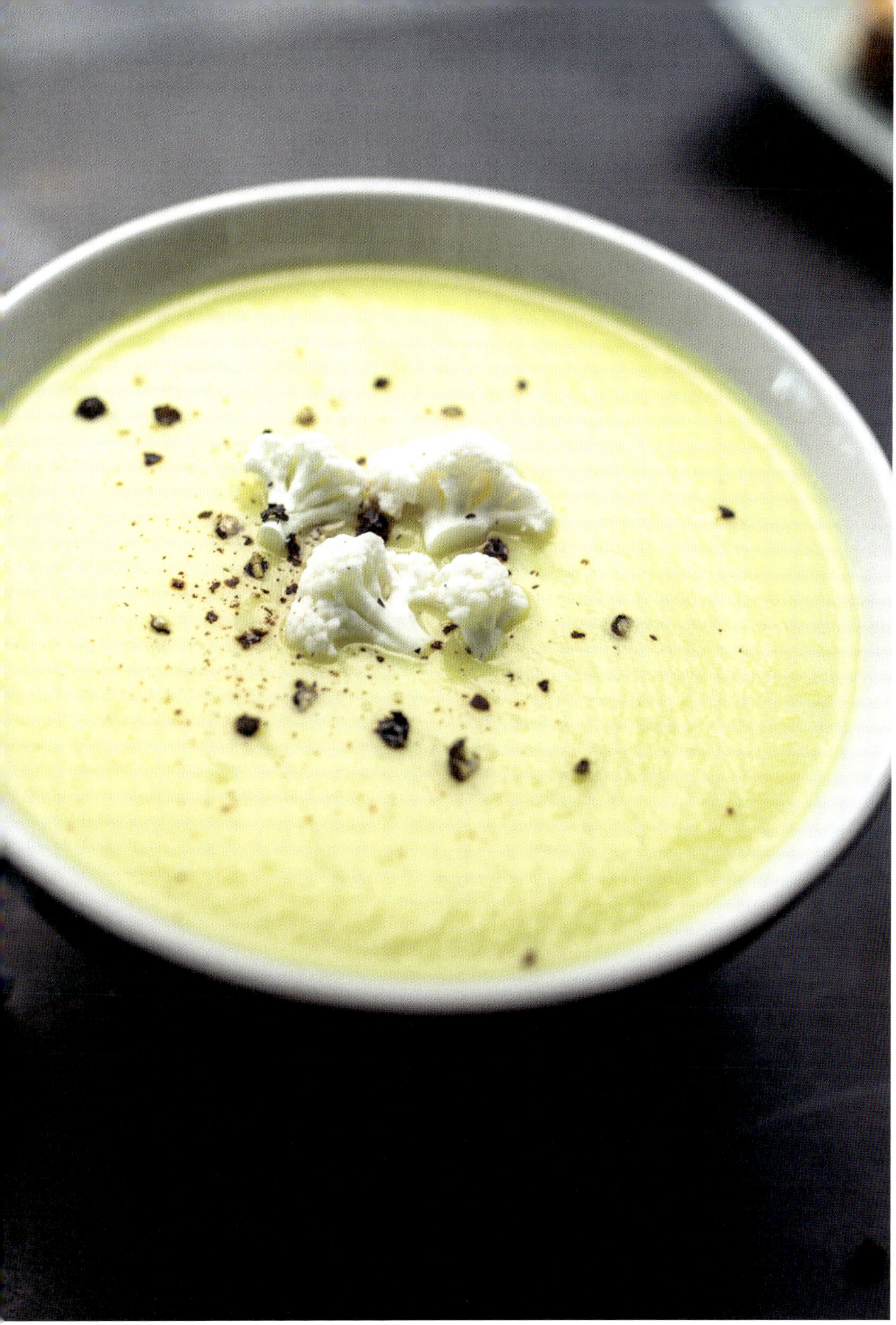

Zucchinigemüse mit Reislaibchen

2 Portionen

ZUTATEN

1 Zucchini
Sonnenblumenöl (zum Braten)
1 Zwiebel
Pfeffer
1 Prise Salz
1 Ei
200 g Reis, gekocht
½ Bund Basilikum
1 Zweig Rosmarin

ZUBEREITUNG

1. Zucchini waschen, halbieren und in Scheiben schneiden. 2 EL Öl in einer Pfanne erhitzen. Zwiebel schälen, fein hacken und im Öl anbraten. Zucchinischeiben dazugeben, mit Pfeffer und Salz abschmecken und kurz dünsten.

2. In der Zwischenzeit das Ei in einer Schüssel mit dem gekochten Reis verrühren. Mit Pfeffer und Salz würzen und mit feuchten Händen Laibchen formen. In einer weiteren Pfanne 4 EL Öl erhitzen und die Laibchen nacheinander knusprig braten.

3. Basilikum waschen, trocken schütteln und fein hacken. Rosmarin vom Zweig rebeln und mit dem Basilikum zum Gemüse geben. Bei Bedarf nochmals abschmecken.

4. Das Zucchinigemüse mit den Laibchen servieren.

Dieses Rezept ist sehr gut zur Resteverwertung von gekochtem Getreide geeignet. Statt Reis kann auch ein anderes Getreide, wie z. B. Hirse, Quinoa oder Buchweizen, verarbeitet werden.

Karotten-Polenta-Auflauf

2 Portionen

ZUTATEN

300 ml Wasser oder Gemüsebrühe
100 g Polenta
1 Prise Salz
100 g Karotten
2 EL Butter
1 Ei
½ TL Ingwer, gerieben
Pfeffer
2 EL Petersilie, gehackt
1 Prise Paprikapulver
Butter (zum Einfetten)
1 Handvoll Feldsalat (Vogerlsalat)
2 EL Apfelessig

ZUBEREITUNG

1. Backofen auf 180 °C vorheizen.

2. Wasser oder Gemüsebrühe, Polenta mit etwas Salz einrühren und 4–5 Minuten zu einem Brei einkochen. Karotten waschen, putzen und fein reiben. Die geriebenen Karotten unter die Polenta rühren und nacheinander auch Butter, Ei, geriebenen Ingwer, Pfeffer, Salz, Petersilie und Paprikapulver zugeben. Alles gut vermischen.

3. Kleine Auflaufförmchen mit Butter einfetten und die Polentamasse einfüllen. Im Backofen 20–25 Minuten backen.

4. Die Aufläufe kurz abkühlen lassen, dann aus der Form stürzen. Vogerlsalat mit etwas Apfelessig beträufeln und den Auflauf darauf anrichten.

Statt Karotten können auch geriebene Zucchini oder Pastinaken verwendet werden. Der Auflauf schmeckt auch kalt recht gut.

Bunte Gemüsepfanne mit Quinoa

2 Portionen

ZUTATEN

1 Tasse Quinoa
2 Tassen Wasser
1 Fenchelknolle
2 Karotten
1 Salatgurke
1 Handvoll Blumenkohlröschen (Karfiolröschen)
2 Handvoll Blattspinat
1 Frühlingszwiebel
2 EL Olivenöl
Pfeffer
1 Prise Salz
Etwas Gemüsebrühe
1 Prise Kurkumapulver
1 EL Basilikum, getrocknet
1 Bund Petersilie

ZUBEREITUNG

1. Quinoa waschen und mit der doppelten Menge Wasser in einem Topf aufkochen. Zugedeckt auf kleiner Flamme 15–20 Minuten weich kochen.

2. In der Zwischenzeit das Gemüse putzen und in Scheiben schneiden. Blattspinat waschen und grobe Stiele entfernen. Frühlingszwiebel in dünne Scheiben schneiden. Fenchel vierteln und blättrig schneiden.

3. Olivenöl in einer großen Pfanne oder einem Topf erhitzen. Frühlingszwiebel kurz anrösten und dann Fenchel, Blumenkohl und Karotten zugeben, kurz dünsten. Danach die Gurkenscheiben und den Blattspinat unterheben, mit Pfeffer und Salz abschmecken. Bei Bedarf etwas Gemüsebrühe zugießen, mit Kurkuma und Basilikum würzen und unter Umrühren 5–10 Minuten durchrösten.

4. Petersilie waschen, fein hacken und zum Schluss unterheben. Gemüse mit Quinoa servieren.

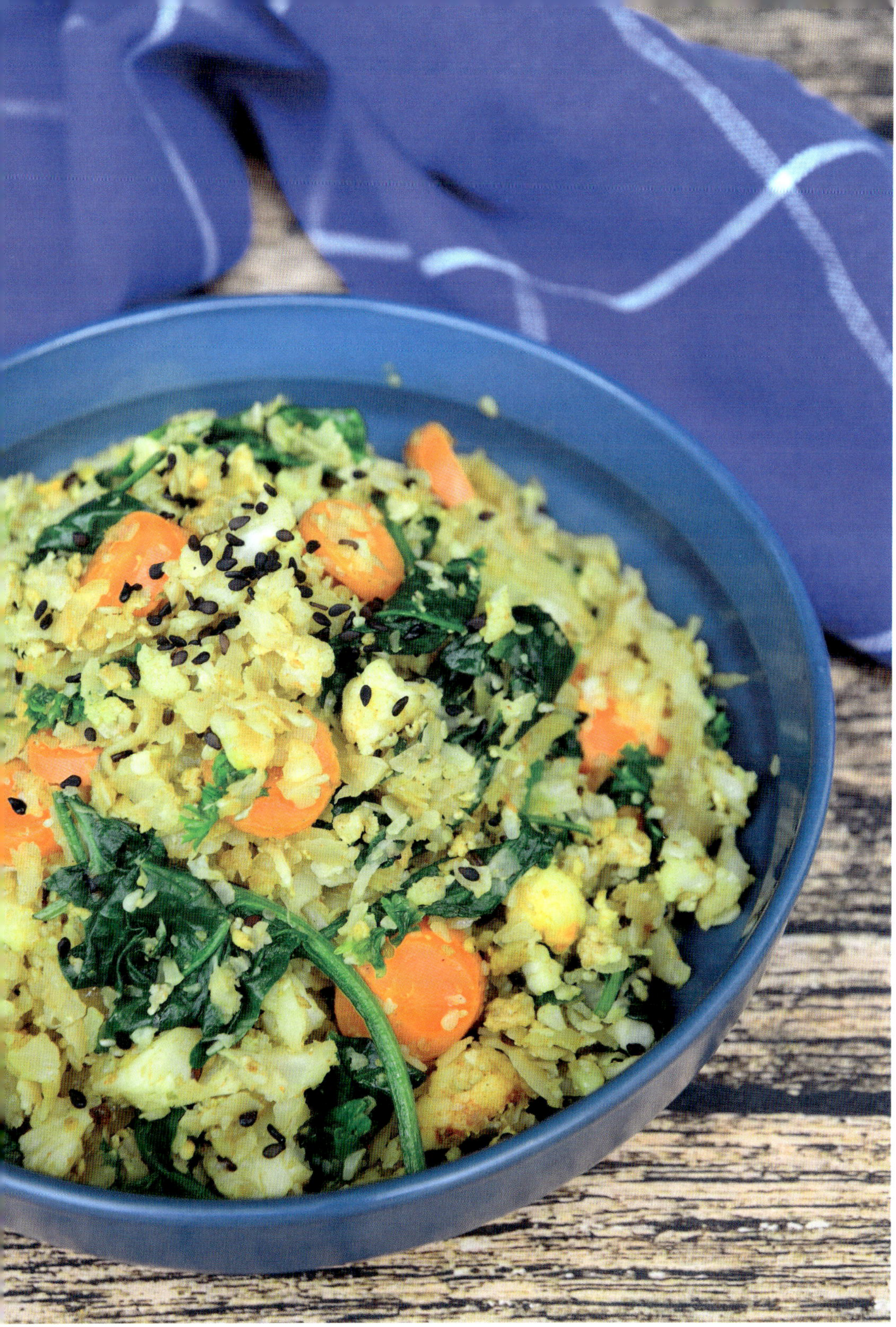

Huhn mit Chinakohl-Maroni-Gemüse

2 Portionen

ZUTATEN

250 g Hühnerfilet
1 Karotte
2 Frühlingszwiebeln
4 Blätter Chinakohl (ca. 300 g) oder Pak Choi
2 EL Rapsöl
1 Prise Kurkumapulver
2 Scheiben Ingwer
10 geschälte Maroni (Esskastanien), vorgegart
Pfeffer
1 Prise Salz
1 Tasse Gemüsebrühe

ZUBEREITUNG

1. Hühnerfleisch in kleine Würfel oder Streifen schneiden. Karotte putzen und in Scheiben schneiden. Frühlingszwiebeln putzen und ebenfalls in Scheiben schneiden. Chinakohl waschen und in etwa 2 cm breite Streifen schneiden.

2. Öl in einer großen Pfanne oder in einem Wok erhitzen. Hühnerfleisch darin scharf anbraten und mit Kurkuma würzen. Dann Karotten, Frühlingszwiebeln und Ingwer beigeben und alles unter Rühren anbraten.

3. Nach etwa 5 Minuten die Maroni und den Chinakohl zugeben, kurz anbraten, mit Pfeffer und Salz abschmecken. Mit Gemüsebrühe aufgießen, aufkochen und noch gut 5 Minuten schmoren lassen. Bei Bedarf nochmals mit Pfeffer und Salz abschmecken, heiß servieren.

Maroni oder Esskastanien sind ein wichtiges Stärkungsmittel. Sie enthalten vor allem B-Vitamine, Kalzium, Eisen, Magnesium und Zink. Laut TCM wirken sie wärmend und stärken vor allem Nieren, Milz und Magen. Außerdem beleben sie das Blut und kräftigen Sehnen und Knochen. Am einfachsten kaufen Sie bereits gegarte Maroni beim Maronibrater oder im Supermarkt.

Kürbisgulasch mit Huhn und Quinoa

2–3 Portionen

ZUTATEN

1 Tasse Quinoa
2 Tassen Wasser oder Gemüsebrühe
400 g Kürbis (Hokkaido oder Butternuss)
1 Zwiebel
2 EL Rapsöl
Pfeffer
1 Prise Salz
1 Prise Paprikapulver
200 g Hühnerfilet
½ Bund Petersilie oder Koriander

ZUBEREITUNG

1. Quinoa mit heißem Wasser waschen und mit der doppelten Menge Wasser in einem Topf aufkochen. Nach dem Aufkochen zugedeckt auf kleiner Flamme 15–20 Minuten ausquellen lassen.

2. Kürbis schälen und in mittelgroße Würfel schneiden. Zwiebel fein hacken. In einer Pfanne das Rapsöl erhitzen und die Zwiebel darin anschwitzen. Kürbiswürfel zugeben und mit Pfeffer, Salz und Paprikapulver abschmecken.

3. Hühnerfilet in Streifen oder Würfel schneiden und zum Kürbis geben. Bei Bedarf etwas Wasser zugeben und zugedeckt 12–15 Minuten dünsten. Petersilie oder Koriander fein hacken und Quinoa damit vermischen. Kürbisgulasch mit Quinoa anrichten.

Gebratene Hirse mit Ei

2 Portionen

ZUTATEN

150 g Brokkoli
150 g Grüne Bohnen (Fisolen)
1 EL Butter
2 Tassen Hirse, gekocht
1 Prise Koriander, gemahlen
Pfeffer
1 Prise Salz
Saft von ½ Zitrone
1 Prise Bockshornkleesamen
2 Eier

ZUBEREITUNG

1. Brokkoli in kleine Röschen zerteilen, Grüne Bohnen waschen, Enden abschneiden und in ca. 5 cm lange Stücke schneiden.

2. In der heißen Pfanne die Butter schmelzen lassen, Brokkoli und Grüne Bohnen in der Pfanne kurz dünsten, gekochte Hirse mit der Gabel auflockern, in die Pfanne geben. Mit Koriander, Pfeffer, Salz, Zitronensaft und Bockshornkleesamen würzen. Die Pfanne dann etwas schütteln, damit sich alles gut verteilt. Bei mittlerer Hitze zugedeckt 2–3 Minuten dünsten.

3. In einer zweiten Pfanne zwei Spiegeleier braten. Gemüse-Hirse mit je einem Spiegelei anrichten.

Variante:
Statt Brokkoli und Grüne Bohnen kann man auch Karotten, Chicorée, Zucchini oder roten Paprika verwenden.

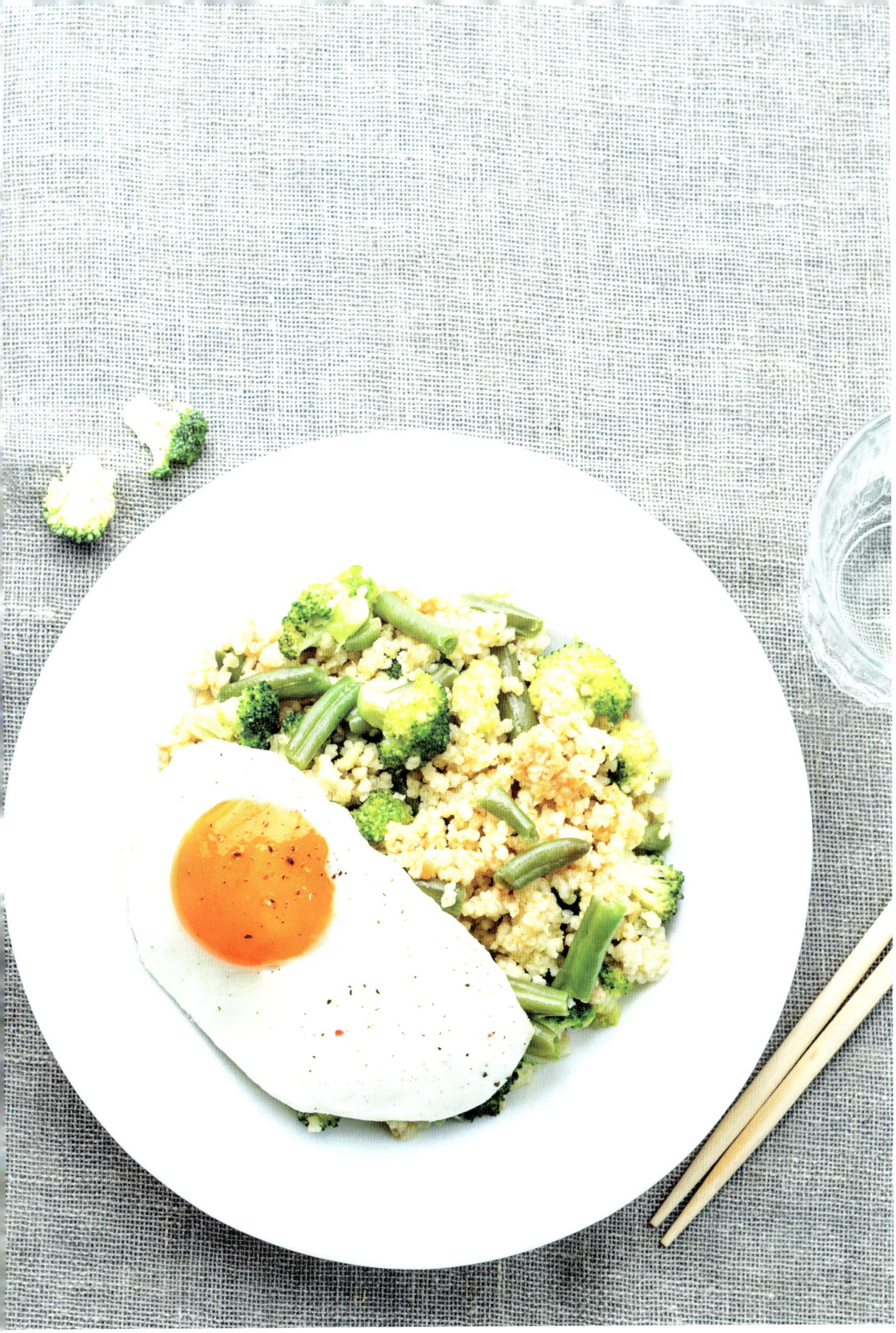

Polenta-Hühnereintopf

4 Portionen

ZUTATEN

200 g Karotten
200 g Pastinaken
60 g Petersilienwurzel
300 g Hühnerfilet
30 g Polenta
1 l Wasser oder Gemüsebrühe
1 TL Wacholderbeeren
50 g Erbsen
1 Prise Salz
Pfeffer aus der Mühle
½ Bund Petersilie

ZUBEREITUNG

1. Karotten, Pastinaken und Petersilienwurzel waschen, putzen oder schälen. Gemüse in mundgerechte Stücke schneiden. Hühnerfleisch in Würfel schneiden.

2. Polenta in einem großen Topf unter Rühren erhitzen, bis das Getreide duftet. Sofort mit Wasser oder Gemüsebrühe aufgießen. Geschnittenes Gemüse, Wacholderbeeren und Erbsen zugeben. Mit Pfeffer und Salz abschmecken. Hühnerfleisch ebenfalls zum Eintopf geben und zugedeckt 25–30 Minuten kochen lassen.

3. Petersilie waschen und fein hacken. Zum Schluss die Petersilie unterrühren und den Eintopf heiß servieren.

Zitronenhuhnspieße mit Quinoa-Risibisi

2 Portionen

ZUTATEN

200 g Hühnerbrustfilets
2 Zitronen, unbehandelt
2 EL Olivenöl
1 Knoblauchzehe
Etwas Ingwer (ca. 1-cm-Stück)
Pfeffer
1 Prise Salz
1 TL Paprikapulver, edelsüß
1 Tasse Quinoa
2 Tassen Wasser
100 g Erbsen
½ Bund Petersilie
4 Lorbeerblätter

Quinoa zählt zu den ältesten Kulturpflanzen und wird mittlerweile auch in Europa angebaut. Die Eiweißzusammensetzung ist sehr hochwertig. Quinoa enthält wertvolle ungesättigte Fettsäuren, Kalzium, Magnesium, Eisen, Zink und ist besonders reich an B-Vitaminen.

ZUBEREITUNG

1. Die Hühnerbrustfilets waschen, trocken tupfen und in Würfel schneiden. Die Zitronen waschen und die Zitronenschale abreiben. Dann aus einer Zitrone den Saft auspressen. Knoblauch und Ingwer schälen und fein hacken. Die Hühnerstücke mit Olivenöl, Knoblauch, Ingwer, Pfeffer, Salz, Zitronensaft, geriebener Zitronenschale und Paprikapulver in einer Schüssel vermischen. Mit Folie abdecken und ca. 30 Minuten im Kühlschrank marinieren.

2. Inzwischen Quinoa waschen und in einem Topf mit 2 Tassen Wasser erhitzen, mit Pfeffer und Salz abschmecken. Einmal aufkochen und dann zugedeckt auf kleiner Flamme 20–25 Minuten weich kochen. Nach 15–20 Minuten die Erbsen zugeben. Petersilie waschen, fein hacken und ganz zum Schluss unter die Quinoa rühren.

3. Die zweite Zitrone in Scheiben schneiden, die Scheiben halbieren. Lorbeerblätter halbieren und das marinierte Hühnerfleisch abwechselnd mit Zitronenscheiben und Lorbeerblättern auf Holzstäbchen stecken.

4. Olivenöl in einer Pfanne erhitzen. Die Spieße auf jeder Seite einige Minuten knusprig braten. Die Spieße mit der Quinoa auf zwei Tellern anrichten.

Maisrisotto

2 Portionen

ZUTATEN

1 Zwiebel
2 EL Olivenöl
130 g Risottoreis
750 ml Gemüsebrühe
300 g Maiskörner
Pfeffer
1 Prise Salz
1 Bund Basilikum

ZUBEREITUNG

1. Zwiebel schälen und fein hacken. Öl in einem Topf erhitzen und Zwiebel darin glasig dünsten. Reis dazugeben und ebenfalls glasig dünsten. Eine Tasse Brühe dazugießen und unter Umrühren einkochen lassen. Restliche Brühe nach und nach dazugeben und bei kleiner Hitze unter häufigem Rühren etwa 20 Minuten kochen.

2. Dann die Maiskörner zugeben, mit Pfeffer und Salz abschmecken und nochmals 5–10 Minuten dünsten. Basilikum in Streifen schneiden und zwei Drittel davon unter den Reis rühren.

3. Maisrisotto anrichten und mit Basilikum bestreut servieren.

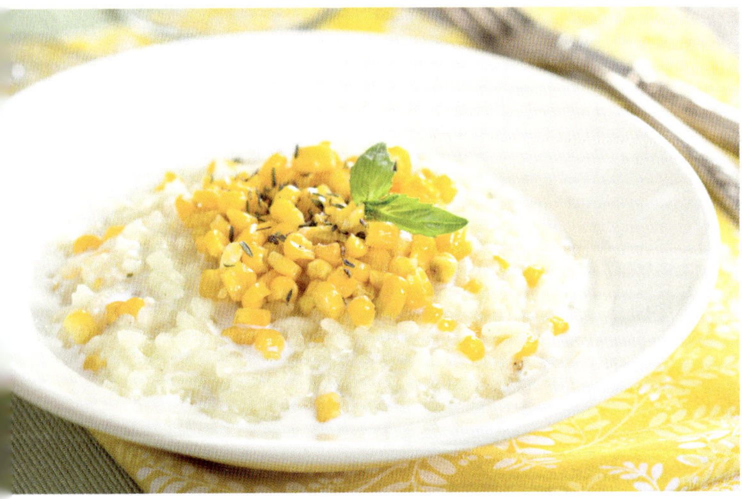

Gemüseeintopf mit Rind

2 Portionen

ZUTATEN

250 g Rindfleisch, mager
4 Kartoffeln
1 Handvoll Grüne Bohnen (Fisolen)
½ Kohlkopf
2 Karotten
1 Zwiebel
2 Knoblauchzehen
1–2 Tassen Wasser oder Gemüsebrühe
1 TL Thymian, getrocknet
Pfeffer
1 TL Korianderkörner
1 Prise Salz
½ Bund Petersilie
1 TL Paprikapulver
½ Tasse Sahne (Schlagobers) oder Crème fraîche

ZUBEREITUNG

1. Rindfleisch in kleine Würfel schneiden. Kartoffeln waschen, schälen und in mundgerechte Stücke schneiden. Fisolen waschen, putzen und in 2–3 cm lange Stücke schneiden. Kohl waschen, Strunk herausschneiden und in Streifen schneiden. Karotten putzen und in Scheiben schneiden. Zwiebel und Knoblauch fein hacken.

2. Wasser oder Gemüsebrühe in einem großen Topf erhitzen. Die Rindfleischwürfel, Kartoffeln, Fisolen, Karotten, Kohlstreifen, Zwiebel und Knoblauch dazugeben und aufkochen lassen. Mit Thymian, Pfeffer, Korianderkörnern und Salz abschmecken und zugedeckt 25–30 Minuten zu einem Eintopf kochen.

3. Petersilie fein hacken und mit Paprikapulver und Sahne oder Crème fraîche zum Eintopf geben und gut umrühren. Bei Bedarf nochmals mit Pfeffer und Salz abschmecken.

Kürbisgemüse mit Quinoa

2 Portionen

ZUTATEN

1 Tasse Quinoa
2 Tassen Wasser
1 Hokkaidokürbis
2 EL Kürbiskerne
1 kleine Zwiebel
1 Prise Salz
½ Bund Petersilie
½ TL Kurkumapulver (Gelbwurz)
2 Eier

ZUBEREITUNG

1. Quinoa mit heißem Wasser in einem Sieb oder direkt im Topf zwei- bis dreimal waschen. Dabei langsam das überschüssige Wasser abgießen. Dann ca. 2 Tassen Wasser zugeben – die Quinoa sollte gut 2 cm mit Wasser bedeckt sein – und zum Kochen bringen. Sobald die Quinoa kocht, auf kleine Flamme zurückdrehen und die Quinoa 10–15 Minuten weich kochen. Weitere 5–10 Minuten ausquellen lassen.

2. In der Zwischenzeit das Kürbisgemüse zubereiten: Kürbis entkernen und in grobe Stücke schneiden. Kürbisstücke mit etwas Wasser – sie sollten nur zu etwa einem Drittel mit Wasser bedeckt sein – in einem Topf erhitzen. Kürbiskerne zugeben. Zwiebel fein hacken und mit den Kürbiskernen zum Gemüse geben. Das Gemüse 10–15 Minuten weich dünsten und dann mit Salz, gehackter Petersilie und Kurkumapulver würzen.

3. Die Quinoa mit dem Gemüse anrichten. Für eine bessere Sättigung ein weich gekochtes Ei oder Spiegelei dazuessen.

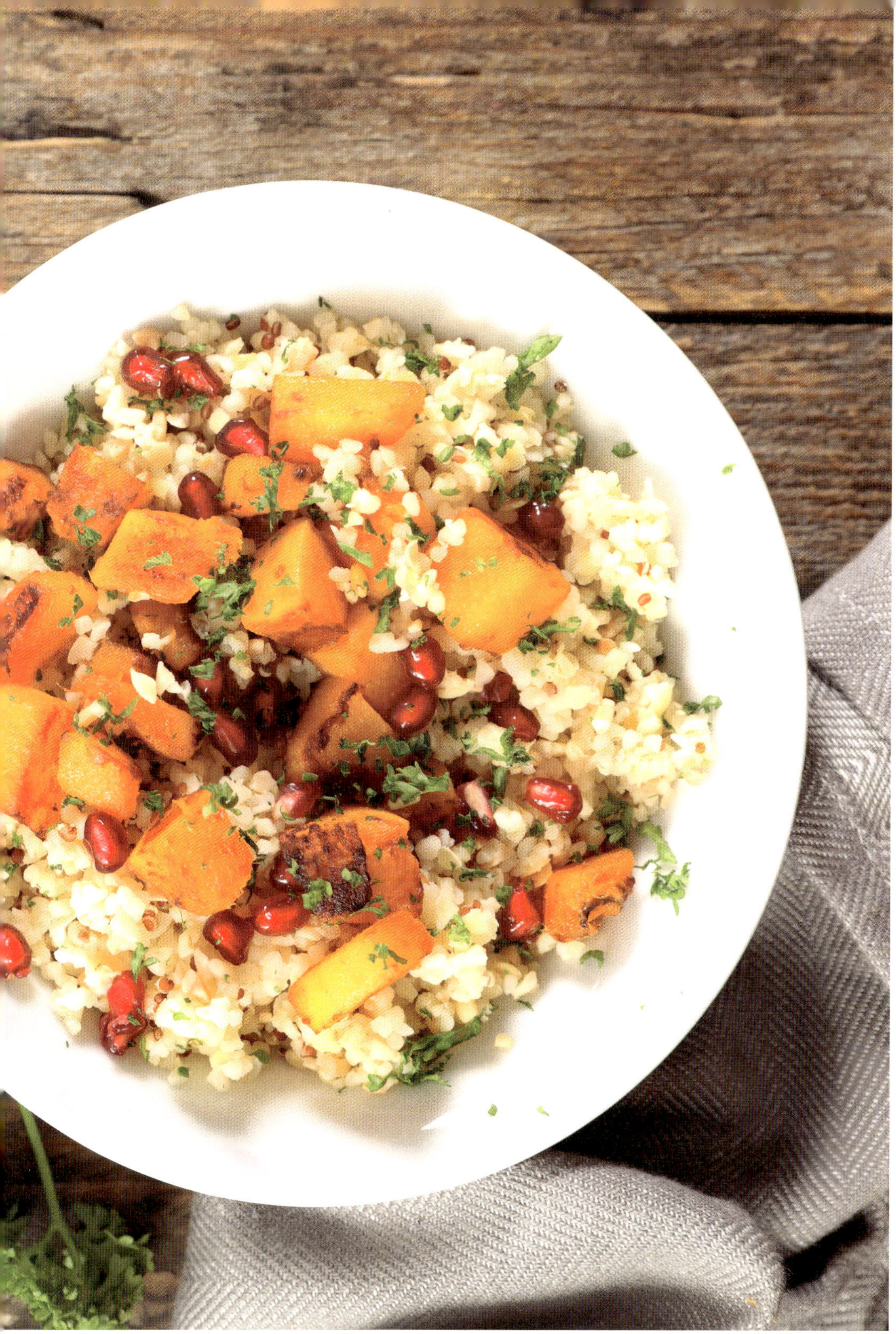

Pute auf buntem Gemüse

2 Portionen

ZUTATEN

200 g Putenfilet
2 EL Olivenöl
2 Handvoll Kräuter
(z. B. Basilikum, Salbei, Rosmarin, Dille)
2 Knoblauchzehen
1 TL Ingwer, gerieben
1 Rettich, schwarz
1 Fenchelknolle
½ Paprika, rot
100 g Zuckererbsenschoten
1 Prise Salz
Pfeffer

ZUBEREITUNG

1. Backofen auf 180 °C vorheizen.

2. Putenfilet waschen, trocken tupfen, salzen und pfeffern. 1 EL Olivenöl in einer Pfanne erhitzen und das Putenfilet auf jeder Seite scharf anbraten.

3. Kräuter waschen und fein hacken. Knoblauch schälen und durch die Presse drücken. Kräuter mit Knoblauch und geriebenem Ingwer vermischen und das angebratene Putenfilet damit einreiben.

4. Eine Auflaufform mit dem restlichen Öl ausstreichen, Putenfilet einlegen und 25–30 Minuten im Backofen garen.

5. In der Zwischenzeit den Rettich schälen und in Würfel schneiden. Fenchel waschen, äußere Blätter entfernen, vierteln und in dünne Scheiben schneiden. Paprika waschen und in dünne Streifen schneiden. Zuckererbsenschoten waschen und die Enden abschneiden. Pfanne noch einmal erhitzen und das Gemüse im Bratrückstand für einige Minuten knackig braten. Mit Pfeffer und Salz abschmecken.

6. Das Gemüse auf einem Teller verteilen, Putenfilet in Scheiben schneiden und darauf anrichten.

Tipp: Dazu passt Reis, Hirse, Buchweizen oder Quinoa.

Rezepte

Zweite und dritte entlastende Woche

Hirse mit Apfel und Weintrauben

2 Portionen

ZUTATEN

2 Tassen Wasser
1 Tasse Hirse
1 Apfel
150 g (dunkle) Weintrauben
1 TL Ingwer, gerieben
Saft von ½ Zitrone
Etwas geriebene Zitronenschale

ZUBEREITUNG

1. Wasser in einem Topf mit der Hirse aufkochen und zugedeckt bei mittlerer Hitze für etwa 15 Minuten weich kochen.

2. In der Zwischenzeit den Apfel schälen und in mundgerechte Stücke schneiden. Weintrauben waschen und halbieren. Obst zur gekochten Hirse geben und mit geriebenem Ingwer, Zitronensaft und -schale abschmecken. Alles gut durchrühren und nochmals 5–10 Minuten quellen lassen.

Tipp: Mit geriebenen Erdmandeln oder Mandelmus verfeinern.

Quinoamüsli

2 Portionen

ZUTATEN

½ Tasse Quinoa
2 EL Mandeln, ganz
1 EL Rosinen
1 Apfel
1 Kardamomkapsel
1 Prise Salz
Saft von ½ Zitrone
1 TL Zitronenschale, fein gerieben
2–3 EL Sahne (Schlagobers)
1 Prise Zimtpulver
2 TL Ahornsirup

ZUBEREITUNG

1. Quinoa in einem Sieb waschen und mit der doppelten Menge Wasser zum Kochen bringen. Quinoa für einige Minuten kochen. Die Mandeln fein hacken und mit den Rosinen zur Quinoa geben. Weitere 10 Minuten auf kleiner Flamme quellen lassen.

2. Apfel waschen, schälen, Kerngehäuse entfernen und in kleine Würfel schneiden. In einem kleinen Topf 7 EL Wasser erhitzen und die Apfelwürfel mit der Kardamomkapsel, einer Prise Salz, Zitronensaft und Zitronenschale weich dünsten und dann mit der Quinoa vermischen.

3. Mit einem Milchschäumer Sahne in einem kleinen Becher aufschlagen und ebenfalls zur Quinoa geben. In Schüsseln anrichten. Mit Zimt bestreuen und nach Bedarf mit Ahornsirup abschmecken.

Apfel-Omelette

2 Portionen

ZUTATEN

3 Eier
2 Salbeiblätter, getrocknet
4 EL Mineralwasser
4 EL Buchweizenmehl
1 TL abgeriebene Zitronenschale
2 Äpfel
2 EL Sonnenblumenöl
½ TL Zimtpulver

ZUBEREITUNG

1. Die Eier in einer Schüssel mit dem Schneebesen aufschlagen. Salbeiblätter zwischen den Fingern zerreiben und mit Mineralwasser, Buchweizenmehl und geriebener Zitronenschale zu den Eiern geben. Gut durchrühren und kurz ruhen lassen.

2. In der Zwischenzeit die Äpfel waschen, vierteln und die Kerngehäuse ausschneiden. Die Äpfel in dünne Spalten schneiden.

3. In einer beschichteten Pfanne nacheinander zwei Omeletten backen: Dazu 1 EL Sonnenblumenöl erhitzen und die Hälfte der Apfelspalten kurz darin andünsten. Mit etwas Zimt bestreuen und die Apfelspalten gleichmäßig in der Pfanne verteilen. Die Hälfte der Ei-Masse darübergießen und die Omeletten bei mittlerer Hitze stocken lassen. Vorsichtig wenden und auch die andere Seite fertig backen. Danach die zweite Omelette backen und sofort servieren.

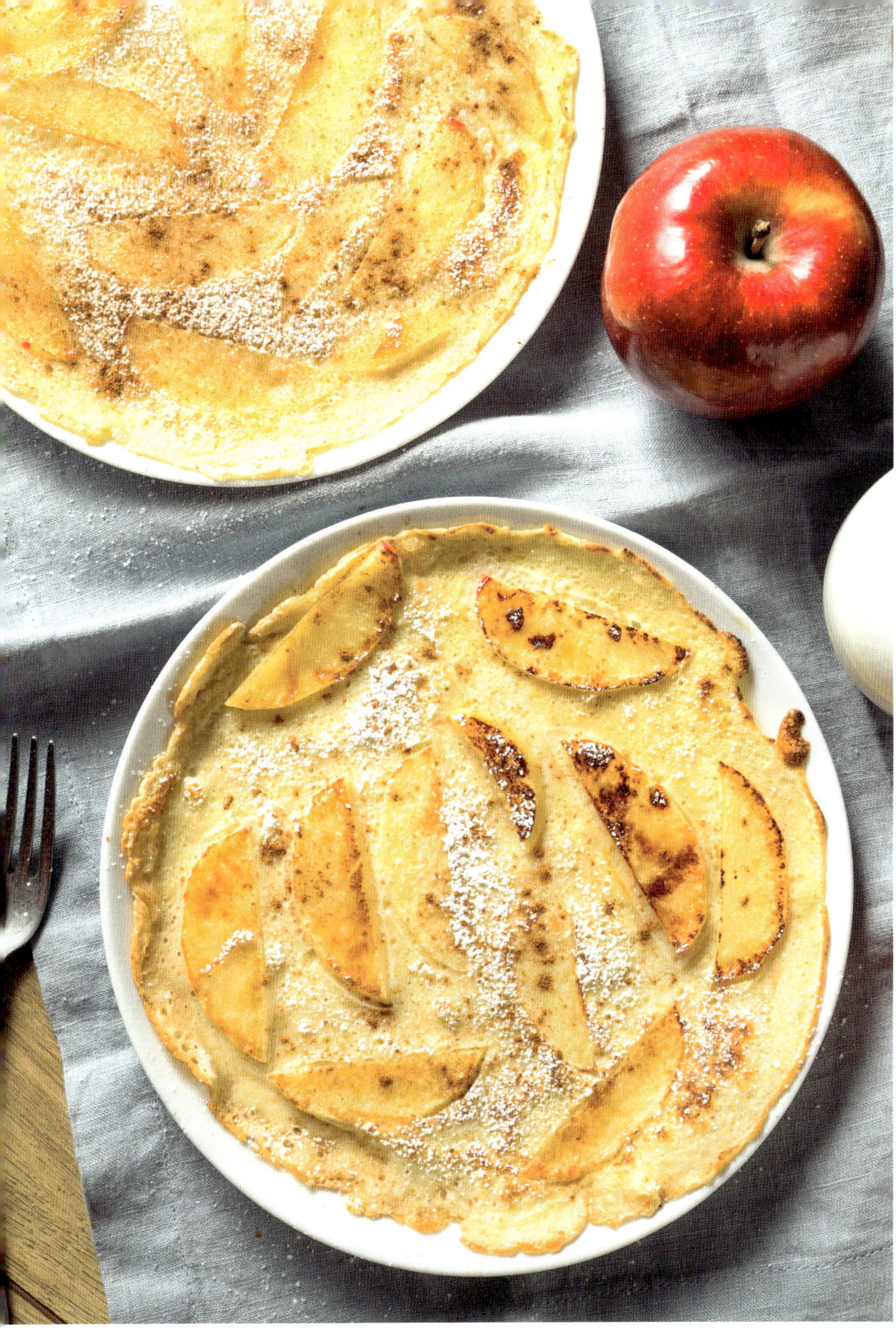

Reis-Congee mit Mandeln und Obst

6–8 Portionen

ZUTATEN

1 Tasse Vollkornreis
100 g Mandeln (ganz)
2 Scheiben frischer Ingwer
4 Kardamomkapseln
10 Tassen Wasser
1 Zitronenscheibe
½ TL Kakaopulver
Je eine Handvoll saisonales Obst pro Portion (Äpfel, Mango, Aprikosen)
Minze oder Melisse (zum Garnieren)

ZUBEREITUNG

1. In einem hohen Topf den Vollkornreis mit Mandeln, Ingwer, Kardamomkapseln, Wasser, Zitronenscheibe und Kakaopulver aufkochen und dann zugedeckt 2–4 Stunden auf kleiner Flamme köcheln lassen. Je länger die Kochzeit, desto leichter verdaulich ist das Congee. Bei Bedarf noch etwas Wasser zufügen, bis ein dickflüssiger Brei entsteht.

2. Congee in einer Schüssel mit klein geschnittenem Obst anrichten. Bei Bedarf mit etwas Honig süßen. Mit Minze oder Melisse garniert servieren.

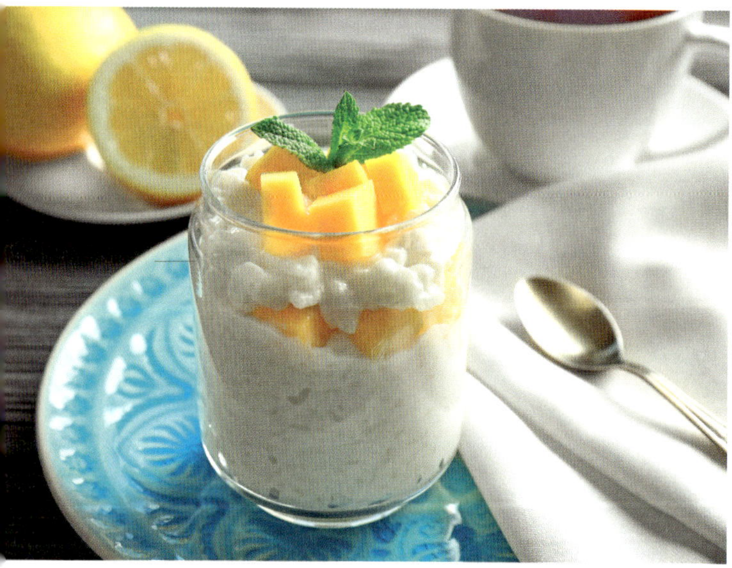

Mandel-Hirse mit Kompott aus Trockenfrüchten

ZUTATEN

1 Handvoll Trockenfrüchte (Aprikosen, Dörrpflaumen, Datteln, Rosinen etc.)
250 ml Wasser
70 g Hirse
1 TL Ingwer, gerieben
1 Prise Salz
½ TL Orangenschale
4 Gewürznelken
40 g Mandeln
2 EL Honig

ZUBEREITUNG

1. Trockenfrüchte mit etwas Wasser über Nacht einweichen.

2. 250 ml Wasser erhitzen und Hirse mit Ingwer und einer Prise Salz aufkochen. Zugedeckt bei kleiner Hitze für 15–20 Minuten weich kochen.

3. In einem weiteren Topf die eingeweichten Trockenfrüchte mit dem Einweichwasser, der Orangenschale und den Gewürznelken aufkochen. Für 5–10 Minuten zu einem Kompott einkochen.

4. Mandeln grob hacken. Die gekochte Hirse mit den gehackten Mandeln und dem Honig vermischen. Hirse auf zwei Schüsseln aufteilen und das Kompott dazu servieren.

Haferflockenporridge mit Honig-Ingwer-Äpfeln

2 Portionen

ZUTATEN

1 Tasse Haferflocken
2 Tassen Wasser
Saft von 1 Zitrone
1 TL Kakaopulver
½ TL Zimtpulver
2 Äpfel
½ Tasse Wasser oder Apfelsaft
1 Prise Kurkumapulver
2 EL Honig
Etwas Vanillepulver
oder Mark von ½ Vanilleschote
2 TL Ingwer, gerieben

ZUBEREITUNG

1. Haferflocken mit Wasser in einem Topf aufkochen, mit der Hälfte des Zitronensafts, Kakao und Zimt abschmecken und dann auf kleiner Flamme 10–15 Minuten zu einem Porridge einkochen. Bei Bedarf noch etwas Wasser zugeben.

2. In der Zwischenzeit die Äpfel waschen, vierteln, Kerngehäuse herausschneiden und die Apfelspalten fein blättrig schneiden. Wasser oder Apfelsaft in einem Topf mit Zitronensaft, Kurkumapulver, Honig und Vanillepulver erwärmen. Geriebenen Ingwer und Apfelspalten zugeben und einige Minuten dünsten.

3. Das Porridge auf zwei Schüsseln verteilen und mit Äpfeln servieren.

Hafer zählt zu den gesündesten Getreidearten und wird in China seit dem 7. Jahrhundert n. Chr. als Heilmittel erwähnt. Er hat einen positiven Einfluss auf den Cholesterinspiegel, kräftigt Muskeln, Sehnen und Nerven und wärmt vor allem bei Kältegefühlen.

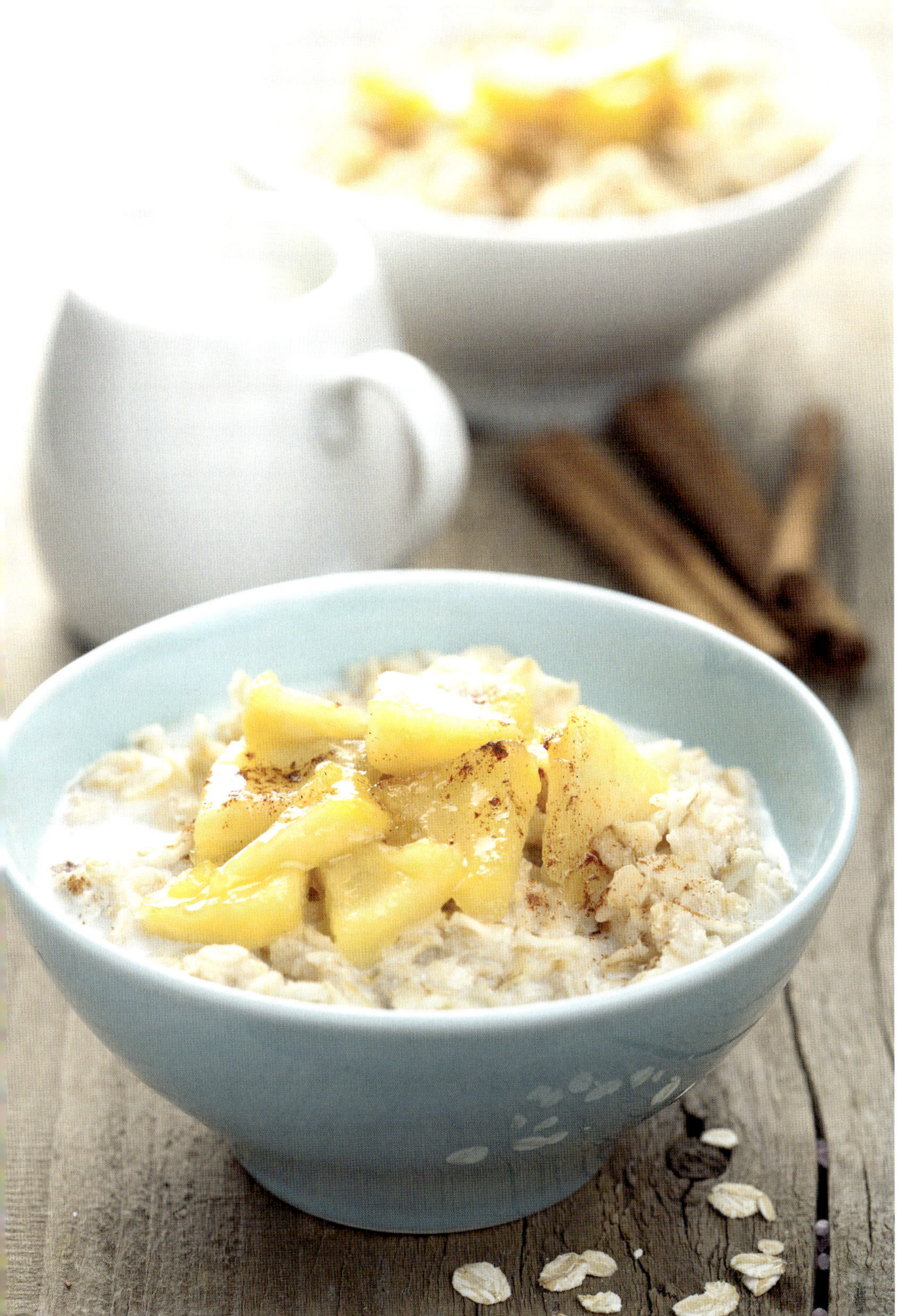

Linsen-Gemüse-Congee

2 Portionen

ZUTATEN

500 ml Kochwasser
4 EL Langkornreis
1 kleines Stück Ingwer, fein gerieben
3 EL Linsen, rot
200 g Gemüse der Saison (Karotten, Kürbis, Fenchel, Chinakohl)
1 Frühlingszwiebel
1 EL Sesamöl
Pfeffer
1 EL Sojasauce
Saft von ½ Zitrone
½ TL Paprikapulver, edelsüß
½ Bund Petersilie
1 Prise Bockshornkleesamenpulver
1 EL Sesamsamen

ZUBEREITUNG

1. In einem Topf etwa einen halben Liter Wasser erhitzen. Reis und geriebenen Ingwer zugeben, rote Linsen heiß abspülen und ebenfalls in den Topf geben. Bei geringer Hitze etwa 1 Stunde zugedeckt zu einem Congee einkochen. Hin und wieder umrühren und bei Bedarf noch etwas Wasser zugeben.

2. Gemüse und Frühlingszwiebel waschen und in feine Streifen schneiden. Sesamöl in einer beschichteten Pfanne oder einem Wok gut erhitzen. Gemüse und Frühlingszwiebel unter Rühren einige Minuten bissfest garen. Mit Pfeffer, Sojasauce, Zitronensaft und Paprikapulver abschmecken.

3. Petersilie fein hacken. Das Congee mit gehackter Petersilie und 1 Prise Bockshornklee-samenpulver würzen und auf zwei Schüsseln verteilen. Gemüse separat oder direkt auf dem Congee anrichten. Mit Sesamsamen bestreut servieren.

Rührei mit Zucchini

2 Portionen

ZUTATEN

1 kleine Zucchini (ca. 250 g)
1 EL Sonnenblumenöl
3–4 Eier
Pfeffer aus der Mühle
2–3 EL Wasser
1 Prise Salz
2 EL Petersilie, fein gehackt
1 Prise Paprikapulver

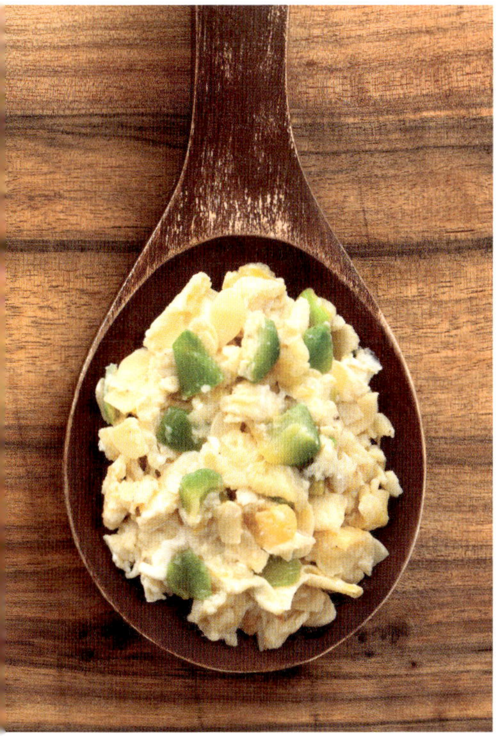

ZUBEREITUNG

1. Zucchini waschen, die Enden abschneiden und in dünne Scheiben oder kleine Würfel schneiden. Sonnenblumenöl in einer beschichteten Pfanne erhitzen und Zucchini darin kurz andünsten.

2. Eier mit Pfeffer, Wasser, Salz, gehackter Petersilie und Paprikapulver mit einer Gabel vorsichtig verrühren. Die Ei-Masse nicht zu lange schlagen, weil sonst das Rührei zäh wird. Einfach sanft verrühren, bis sich die Flüssigkeit und das Ei schön vermischen.

3. Ei-Masse zu den Zucchini geben und bei mittlerer Hitze braten, bis das Rührei die gewünschte Konsistenz erreicht hat. Achten Sie darauf, dass das Rührei nicht zu heiß gebraten wird, weil es sonst austrocknet. Rührei dann auf zwei Tellern verteilen und heiß servieren.

Chinakohl-Hirse-Rouladen

2 Portionen

ZUTATEN

1 kleine Zwiebel
2 Karotten
200 g Zucchini
1 EL Rapsöl
Pfeffer aus der Mühle
½ TL Korianderpulver
Salz
200 g Sojasprossen
½ Chilischote, fein gehackt
200 g Hirse, gekocht
8 Chinakohlblätter

ZUBEREITUNG

1. Zwiebel schälen und fein hacken. Karotten waschen, putzen und in sehr dünne Streifen schneiden. Zucchini waschen und in Würfel schneiden.

2. Rapsöl in einer Pfanne erhitzen. Zwiebel anbraten und dann die Karotten und Zucchini zugeben. Mit Pfeffer, Koriander und Salz abschmecken. Zum Schluss die Sojasprossen und die gehackte Chilischote zugeben. Alles gut durchmischen und kurz dünsten. Die gekochte Hirse zugeben und alles noch einmal abschmecken.

3. Chinakohlblätter waschen und in kochendem Wasser kurz blanchieren. Die Blätter nacheinander mit etwas Gemüse-Reis-Mischung füllen und zu kleinen Rouladen einrollen. Die Rouladen entweder im Gemüseeinsatz, Bambuskorb oder Dampfgarer etwa 5 Minuten dämpfen und heiß servieren.

Zucchinirisotto

2 Portionen

ZUTATEN

300 g Zucchini
1 Zwiebel
1 EL Butter
200 g Risottoreis
ca. 700 ml Hühnerbrühe
½ Bund Petersilie
½ TL Paprikapulver
Pfeffer
1 Prise Salz
4 EL Kürbiskerne
2 EL Kürbiskernöl

ZUBEREITUNG

1. Zucchini waschen und in dünne Scheiben schneiden. Zwiebel schälen und fein hacken. In einem großen Topf die Butter schmelzen lassen, Zwiebel darin anrösten und dann den Reis andünsten, bis er glasig ist. Nach und nach mit heißer Hühnerbrühe aufgießen und häufig umrühren. Sobald der Reis die Flüssigkeit aufgesaugt hat, wieder etwas Brühe nachgießen.

2. Nach etwa 10 Minuten die Zucchinischeiben zugeben und das Risotto mit Pfeffer und Salz abschmecken. Weitere 10 Minuten nach und nach mit Brühe aufgießen. Dann am besten probieren, ob der Reis weich ist. Er sollte innen noch etwas Biss haben.

3. Petersilie fein hacken. Petersilie und Paprikapulver unterrühren und bei Bedarf mit Pfeffer und Salz abschmecken. Kürbiskerne in einer Pfanne ohne Fett anrösten. Risotto auf zwei Tellern verteilen, mit Kürbiskernen bestreuen und als Garnitur etwas Kürbiskernöl darüberträufeln.

Karotten-Brokkoli-Hühnerpfanne mit Reis

2 Portionen

ZUTATEN

2 Zwiebeln
3 Gewürznelken
1 Tasse Basmati-Reis
2 Tassen Wasser
1 Prise Salz
250 g Hühnerfilet
2 EL Raps- oder Olivenöl
1 TL Kurkumapulver (Gelbwurz)
1 Handvoll Brokkoliröschen
4 Karotten
Pfeffer
½ Bund Petersilie
½ TL Bockshornkleesamenpulver
2–3 Blätter Chinakohl
(oder 1 Handvoll Erbsenschoten)

ZUBEREITUNG

1. Eine Zwiebel schälen und mit den Gewürznelken spicken. Reis mit Wasser, gespickter Zwiebel und einer Prise Salz in einem Topf erhitzen, aufkochen lassen und dann auf kleiner Flamme 15–20 Minuten ausquellen lassen.

2. Hühnerfilet waschen, trocken tupfen und in dünne Streifen schneiden. Öl in einem Wok oder in einer Pfanne erhitzen. Hühnerstreifen zugeben und scharf anbraten. Mit Kurkumapulver würzen und einige Minuten braten.

3. In der Zwischenzeit Brokkoli waschen und in mundgerechte Stücke zerteilen, Karotten putzen, waschen und in Scheiben schneiden. Brokkoli und Karotten zum Huhn geben und unter Rühren knackig anbraten. Die zweite Zwiebel schälen, halbieren, in Halbkreise schneiden und in die Pfanne geben und mitbraten. Mit Pfeffer und Salz abschmecken.

4. Petersilie waschen, fein hacken und mit dem Bockshornkleesamenpulver in die Pfanne geben. Zum Schluss den Chinakohl waschen, zusammenrollen, in Streifen schneiden und ebenfalls kurz mitbraten (oder gewaschene Erbsenschoten zufügen). Reis auf zwei Teller verteilen und mit der Huhn-Gemüse-Mischung servieren.

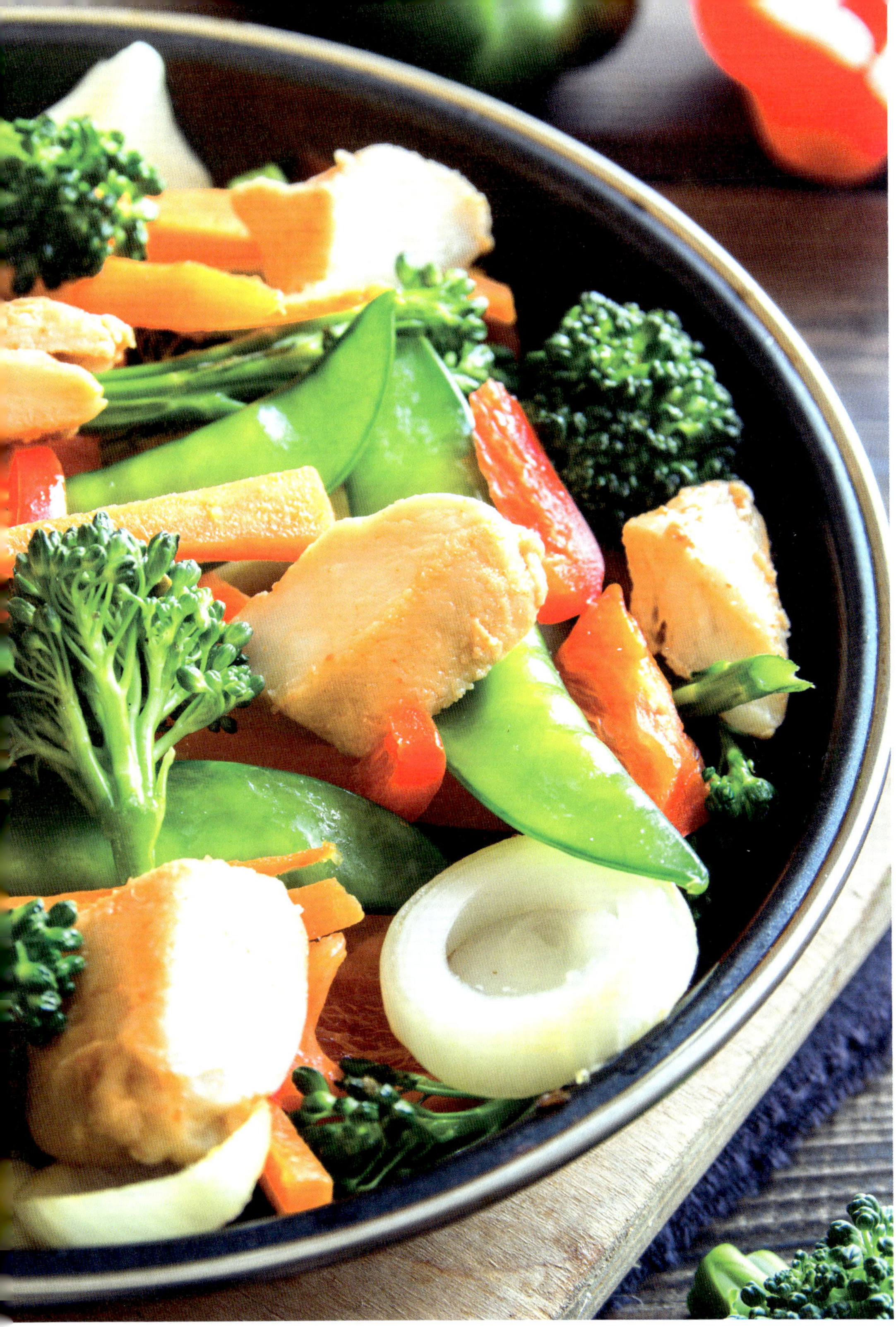

Paprikahuhn mit Polenta

2 Portionen

ZUTATEN

2 Tassen Wasser oder Gemüsebrühe
1 Prise Salz
1 Tasse Polenta
1 kleiner Hokkaidokürbis
1 EL Rapsöl
1 Zwiebel
Schwarzer Pfeffer aus der Mühle
250 g Hühnerbrustfilets
1 EL Paprikapulver, edelsüß
2 EL Tomatenmark
1 Bund Petersilie

ZUBEREITUNG

1. Wasser oder Brühe aufkochen und die Polenta mit einer Prise Salz einrühren. Bei schwacher Hitze 10–15 Minuten kochen, bis ein dicker Brei entsteht. Immer wieder umrühren und bei Bedarf Flüssigkeit nachgießen.

2. Kürbis schälen und in grobe Stücke schneiden. Öl in einem großen Topf erhitzen und das Kürbisfleisch darin anrösten. Zwiebel schälen, fein hacken und zum Kürbis geben. Mit Pfeffer und Salz abschmecken und mit etwas Wasser aufgießen.

3. Hühnerfleisch waschen, trocken tupfen, in 2 cm breite Streifen schneiden und zum Kürbisgemüse geben, mit Paprikapulver und Tomatenmark würzen und bei schwacher Hitze 15–20 Minuten garen.

4. Die Polenta in zwei mit kaltem Wasser ausgespülte Förmchen oder Tassen füllen, kurz stehen lassen und auf zwei Teller stürzen. Das Paprikahuhn dazu anrichten und mit gehackter Petersilie bestreut servieren.

Hühnerbrust mit Kohlrabi in Minzsauce

2 Portionen

ZUTATEN

2 kleine Kohlrabi
2 EL Sonnenblumenöl
1 EL Buchweizenmehl
50 ml heißes Wasser
oder Gemüsebrühe
2 EL Sonnenblumenkerne
Pfeffer
Salz
250 g Hühnerfilets
2 EL Rapsöl
½ Bund Pfefferminze

ZUBEREITUNG

1. Kohlrabi schälen, vierteln und in dünne Scheiben schneiden. Sonnenblumenöl erhitzen und Kohlrabi darin anbraten. Mit Buchweizenmehl bestäuben und mit heißem Wasser oder Gemüsebrühe aufgießen. Sonnenblumenkerne dazugeben und mit Pfeffer und Salz abschmecken. Kohlrabi zugedeckt 5–10 Minuten weich dünsten.

2. In der Zwischenzeit Hühnerfilets waschen, trocken tupfen und mit Pfeffer und Salz würzen. Rapsöl in einer Pfanne erhitzen und die Hühnerfilets darin braten.

3. Minze waschen, fein hacken und zum Kohlrabi geben. Kohlrabigemüse mit Huhn anrichten.

Tipp: Mit gekochten Kartoffeln, Reis oder Hirse servieren.

Gemüsepfanne mit Rindfleisch

2 Portionen

ZUTATEN

250 g Beiried
1 Knoblauchzehe
1 kleines Stück Ingwer
2 Karotten
100 g Zucchini
150 g Rettich oder Radieschen
Chilischote (nach Geschmack)
2 EL Rapsöl
Salz
Pfeffer
1 TL Paprikapulver, edelsüß
½ Bund Petersilie
2 EL Sesamsamen

ZUBEREITUNG

1. Das Rindfleisch von den Sehnen befreien und in dünne Scheiben schneiden. Knoblauch und Ingwer schälen und fein hacken.

2. Das Gemüse waschen, putzen und in dünne Scheiben bzw. feine Streifen schneiden. Die Chilischote fein hacken. Eine Pfanne oder einen Wok erhitzen und das Rapsöl darin erwärmen. Das Rindfleisch darin unter Rühren kräftig anbraten, Gemüse und Chilischoten zugeben und einige Minuten weiterbraten. Mit Salz, Pfeffer und Paprikapulver abschmecken.

3. Petersilie fein hacken. Die Gemüsepfanne mit Sesam und Petersilie bestreut servieren. Als Beilage 2–3 EL gekochten Reis oder Quinoa reichen.

Pfannengerichte mit Gemüse und Fleisch sind eine willkommene, schnelle Mahlzeit. Dazu einfach Fleisch fein in Streifen schneiden und anbraten. Das Gemüse nach Wahl fein geschnitten dazugeben, nach Lust und Laune würzen und kurz braten. Das Gericht ist dann in 15–20 Minuten fertig, schmeckt gut und ergibt in Kombination mit Getreide eine wunderbare Hauptspeise.

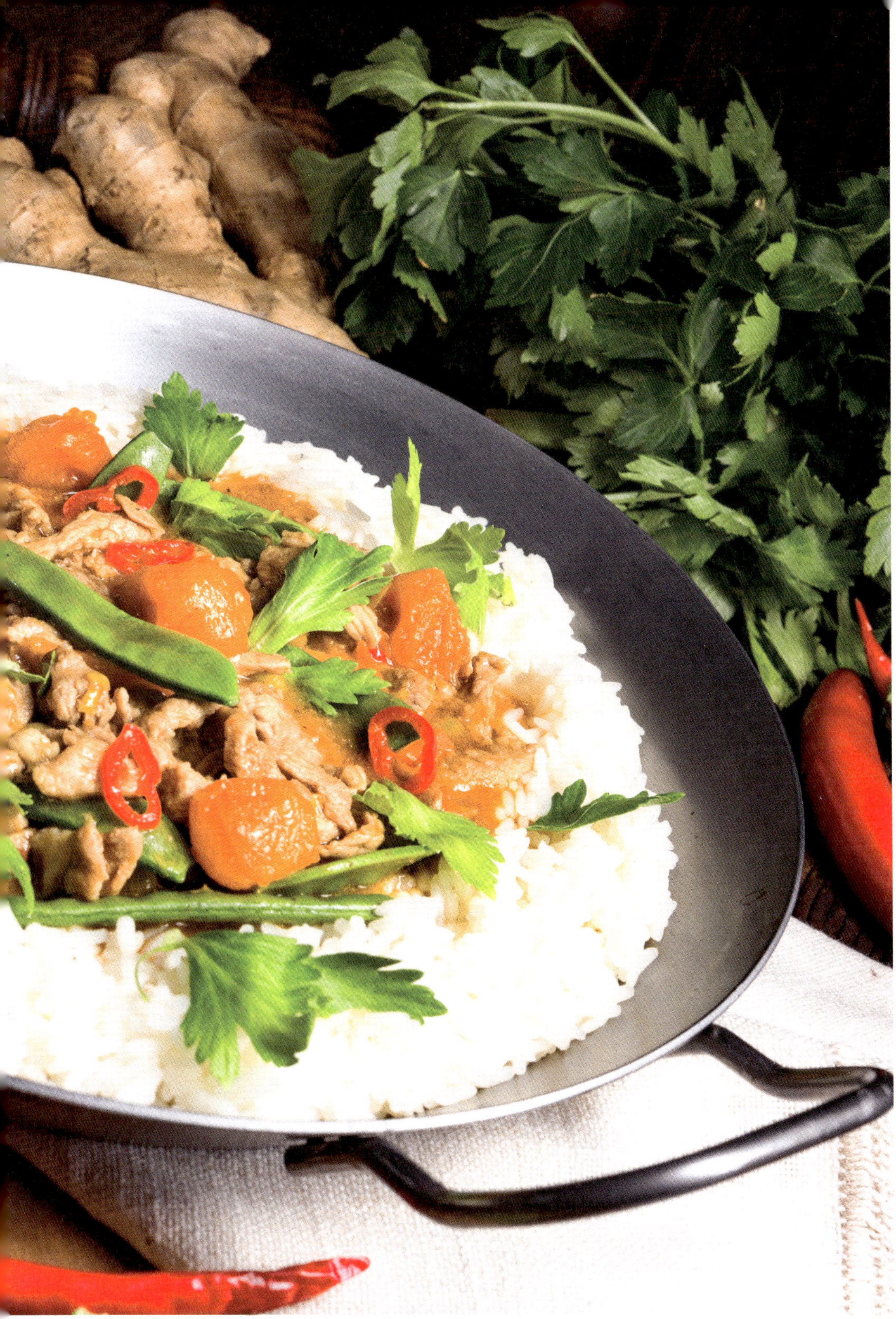

Lammragout mit Gemüse-Couscous

2 Portionen

ZUTATEN

250 g Lammfleisch
(aus der Schulter, ohne Knochen)
2 Zwiebeln
2 Knoblauchzehen
2 EL Sonnenblumenöl
1 Zimtstange
Einige Safranfäden
4 Gewürznelken
4 Kardamomkapseln
1 Prise Muskatnuss, gemahlen
Pfeffer
1 Prise Salz
Saft von 1 Zitrone
2 Karotten
½ Lauchstange
1 Handvoll Kohlsprossen
300 ml Gemüsebrühe
100 g Couscous
1 EL Butter
½ Bund Petersilie

ZUBEREITUNG

1. Lammfleisch von den Sehnen befreien und in Würfel schneiden. Zwiebeln und Knoblauch schälen und in feine Ringe schneiden. Sonnenblumenöl in einem Topf erhitzen und Zwiebeln mit Knoblauch anrösten. Dann mit Zimtstange, Safran, Gewürznelken, Kardamomkapseln, Muskatnuss, Pfeffer und Salz würzen. Mit Zitronensaft ablöschen und das Lammfleisch zugeben. Alles kräftig anbraten. Mit etwas Wasser aufgießen und bei mittlerer Hitze zugedeckt 40–50 Minuten zu einem Ragout einkochen. Bei Bedarf etwas Wasser nachgießen.

2. In der Zwischenzeit Gemüse-Couscous zubereiten. Dazu die Karotten und den Lauch waschen, putzen und in dünne Scheiben schneiden. Kohlsprossen waschen und putzen. Gemüse entweder im Dampfgarer oder mit etwas Salzwasser weich kochen.

3. Gemüsebrühe in einem Topf erhitzen, Couscous einrühren und bei kleiner Hitze 5–7 Minuten aufquellen lassen. Bei Bedarf etwas Wasser nachgießen. Dann das Gemüse und die Butter unterrühren und mit einer Gabel auflockern.

4. Gemüse-Couscous und Lammragout anrichten und mit gehackter Petersilie bestreut servieren.

Rezepte

Vierte Woche – Übergang zur Normalkost

Bananen-Sesam-Porridge

2 Portionen

ZUTATEN

400 ml (Mandel- oder Reis-)Milch
100 g Haferflocken, Kleinblatt
1 Prise Salz
Saft von ½ Zitrone
1 Prise Kakaopulver
2 TL Tahin (Sesammus)
2 TL Ahornsirup oder Honig
1 Banane
1 Prise Zimt

ZUBEREITUNG

1. Milch in einem kleinen Topf aufkochen. Haferflocken mit dem Schneebesen einrühren, mit etwas Salz, Zitronensaft und Kakaopulver abschmecken. Das Porridge bei mittlerer Hitze unter Rühren weiterkochen, bis es eine dickflüssige Konsistenz aufweist. Mit Sesammus und Ahornsirup abschmecken.

2. Porridge in zwei Schüsseln anrichten. Die Banane in dünne Scheiben schneiden und auf dem Porridge verteilen. Mit etwas Zimt bestreuen und servieren.

Tahin ist ein Mus aus gemahlenen, gerösteten oder ungerösteten Sesamkernen mit leicht bitternussigem Geschmack. Tahin ist – so wie Sesam – ein guter Lieferant für Kalzium!

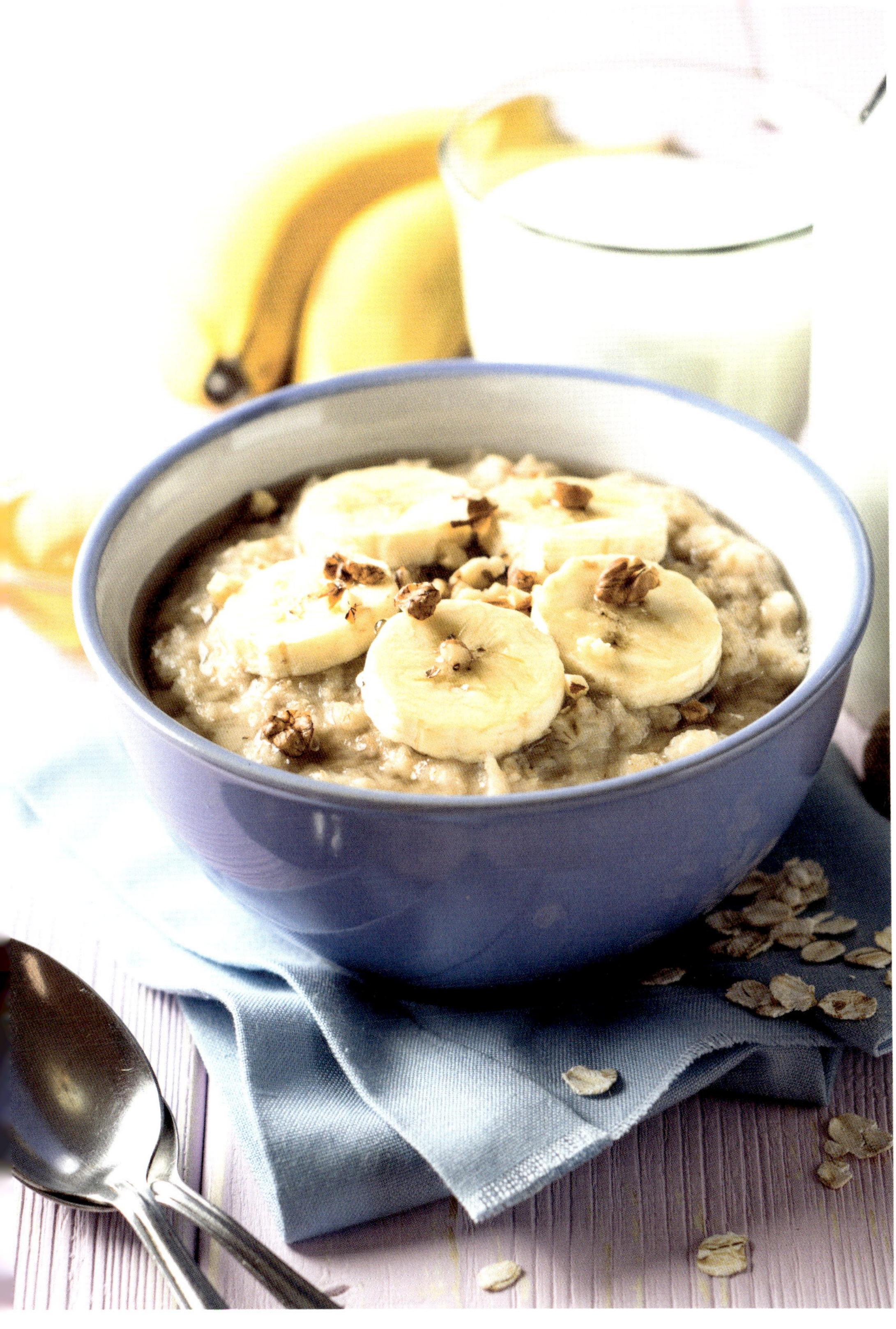

Süßreis mit Obst und Mandeln

2 Portionen

ZUTATEN

500 ml (Mandel- oder Reis-)Milch
100 g Rundkornreis
oder Milchreis/Mochi-Reis
Obst der Saison (z. B. Aprikosen, Beeren, Melonen)
60 g Mandeln
Saft von ½ Zitrone
Kardamompulver
1 Prise Salz
Schale einer Zitrone (unbehandelt)

ZUBEREITUNG

1. Milch und Reis in einem Topf erhitzen, aufkochen lassen und zugedeckt 15 Minuten ausquellen lassen.

2. Obst der Saison (z.B. Aprikosen) waschen, entkernen und in kleine Stücke schneiden. Mandeln grob hacken. Zitrone waschen, die Schale fein abreiben und den Saft einer halben Zitrone auspressen.

3. Milchreis mit Kardamom, Salz, Zitronensaft und Zitronenschale würzen und zum Schluss die Obst- und Mandelstücke zugeben. Alles gut durchrühren, ein paar Minuten durchziehen lassen und servieren.

Buchweizen mit Apfel und Haselnüssen

2 Portionen

ZUTATEN

2 Portionen
1 Tasse Buchweizen
2 Tassen heißes Wasser
60 g Haselnüsse, gerieben
1 Prise Zimtpulver
Kardamompulver
1 Prise Salz
Saft von ½ Zitrone
2 Äpfel

ZUBEREITUNG

1. Buchweizen mit Wasser aufkochen und mit geriebenen Haselnüssen, Zimt, Kardamom, Salz und Zitronensaft abschmecken. Zugedeckt auf kleiner Flamme 12–15 Minuten ausquellen lassen.

2. In der Zwischenzeit die Äpfel waschen, schälen, Kerngehäuse entfernen und in kleine Stücke schneiden. Die Apfelstücke gegen Ende der Kochzeit kurz mitdünsten. Nochmals kurz durchrühren und in zwei Schüsseln verteilt anrichten.

Gersten-Congee mit Karotten

4–6 Portionen

ZUTATEN

1 Tasse Gerste
(Nacktgerste, Gerstengraupen)
100 g Sonnenblumenkerne
4 Kardamomkapseln
10 Tassen Wasser
1 Zitronenscheibe
½ TL Kurkuma
2 Karotten pro Portion
1 EL Olivenöl
Salz
Koriander oder frische Petersilie
(zum Granieren)

ZUBEREITUNG

1. In einem hohen Topf die Gerste mit Sonnenblumenkernen, Kardamomkapseln, Wasser, Zitronenscheibe und Kurkuma aufkochen und dann zugedeckt 2 Stunden auf kleiner Flamme köcheln lassen. Bei Bedarf noch etwas Wasser zufügen, bis ein dickflüssiger Brei entsteht.

2. Karotten in Scheiben schneiden und in Olivenöl kurz braten, mit Salz würzen. Congee in einer Schüssel anrichten, Gemüse darauf verteilen und mit gehackter Petersilie oder Koriander bestreut servieren.

Auch dieses Congee kann für mehrere Tage vorgekocht werden und lässt sich dann vielfältig kombinieren, z. B. süß mit Kompott, Obst und Nüssen/Samen oder pikant mit Gemüse der Saison und frischen Kräutern. Hierfür Congee heiß in Schraubgläser füllen und im Kühlschrank lagern (bis zu einer Woche haltbar).

Buchweizen-Gemüsesuppe

2 Portionen

ZUTATEN

600 ml Wasser
100 g Buchweizen
2 Karotten
1 kleine Zucchini
1 Bund Frühlingszwiebeln
Pfeffer
1 Prise Salz
½ Bund Petersilie
1 TL Paprikapulver, edelsüß
Dille zum Garnieren

ZUBEREITUNG

1. In einem Suppentopf Wasser erhitzen.

2. Buchweizen in einem Sieb mit heißem Wasser abspülen und ins Wasser geben. Karotten putzen und in Scheiben schneiden, Zucchini waschen und in kleine Würfel schneiden. Frühlingszwiebeln waschen, in feine Ringe schneiden und mit dem Gemüse in den Topf geben. Mit Pfeffer und Salz abschmecken. Die Suppe zugedeckt bei schwacher Hitze 25–30 Minuten kochen.

3. Petersilie waschen, fein hacken und mit dem Paprikapulver zur Suppe geben. Die Suppe nochmals gut durchrühren und mit gehackter Dille bestreut servieren.

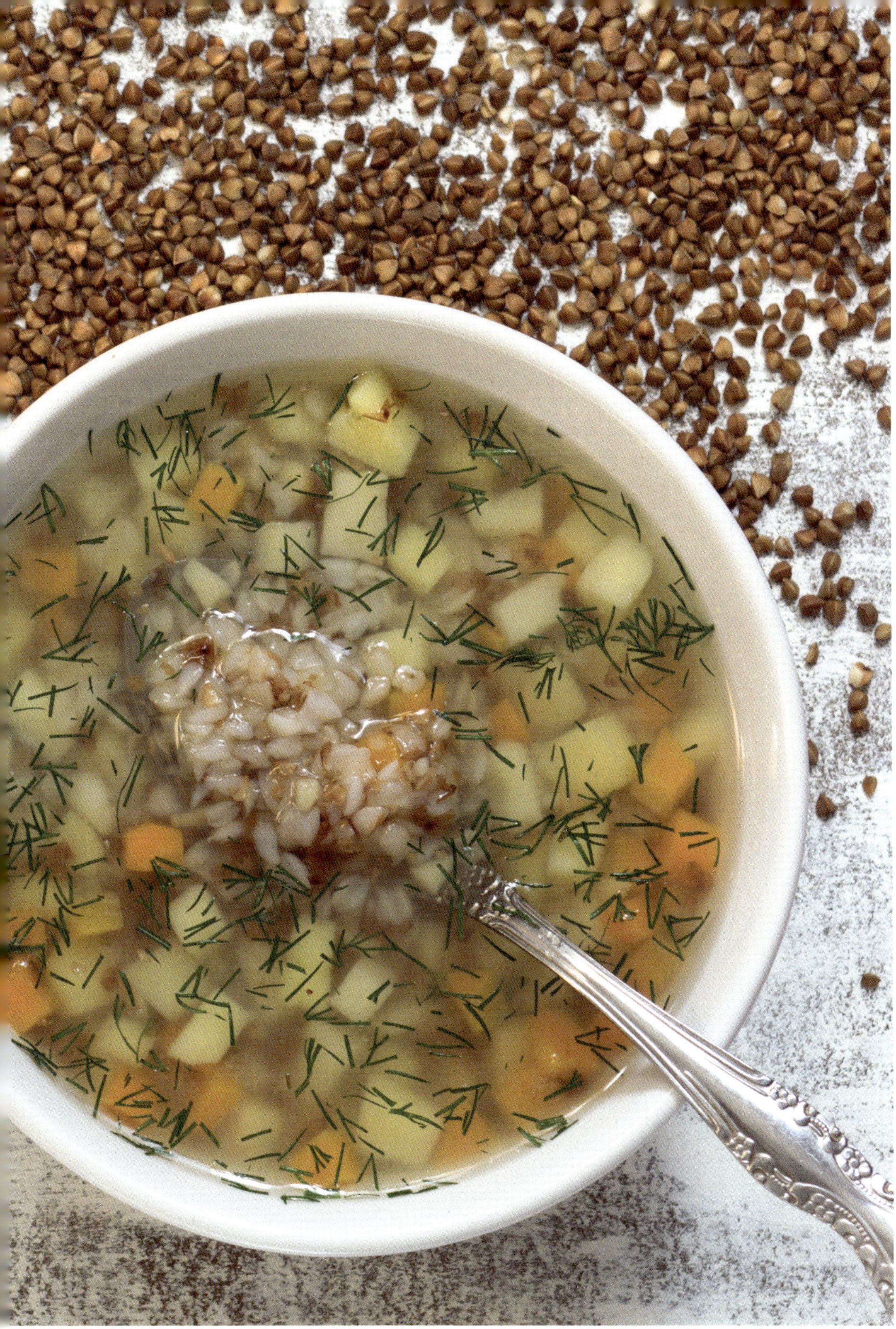

Kartoffel-Gemüse-Gulasch mit Spiegelei

2 Portionen

ZUTATEN

200 g Kartoffeln
1 Zucchini
½ Stange Lauch
oder ½ Bund Frühlingszwiebeln
4 Tomaten
(oder 1 Dose Tomatenwürfel)
1 EL Olivenöl
½ TL Ingwer, gerieben
300 ml Wasser
1 EL Paprikapulver
Pfeffer
Salz
1 EL Apfelessig
2 EL Rapsöl
2 Eier

ZUBEREITUNG

1. Kartoffeln waschen, schälen und vierteln. Zucchini waschen, der Länge nach halbieren und in mundgerechte Stücke schneiden. Lauch bzw. Frühlingszwiebeln waschen und in dünne Ringe schneiden. Tomaten in Würfel schneiden.

2. Olivenöl in einem Topf erhitzen, Lauch bzw. Frühlingszwiebeln anbraten. Kartoffeln und geriebenen Ingwer zugeben und mit Wasser aufgießen. Tomatenwürfel zugeben und mit Paprikapulver würzen. Zugedeckt 10 Minuten kochen.

3. Dann die Zucchinistücke unterrühren, mit Pfeffer, Salz und Essig würzen. Zum Schluss Rapsöl in einer Pfanne erhitzen und Spiegeleier braten. Kartoffel-Gemüse-Gulasch mit Spiegelei servieren.

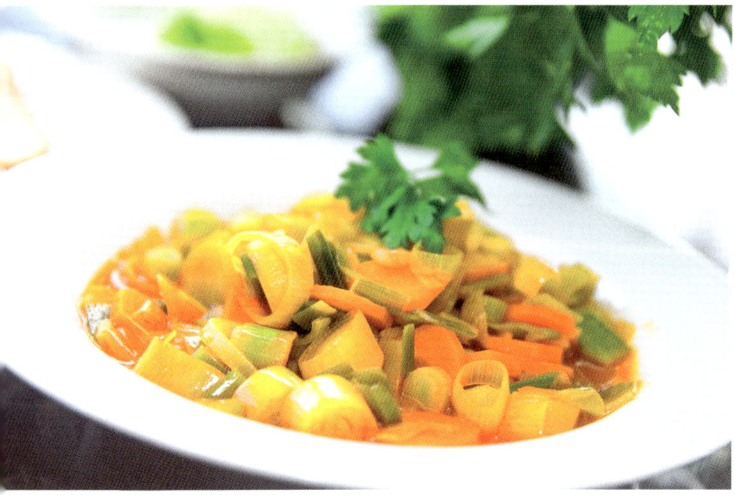

Kartoffel-Kohlrabi-Gemüse mit Kürbiskernen

2 Portionen

ZUTATEN

400 g Kartoffeln
1 Zwiebel
1 Karotte
1 Kohlrabi
½ Bund Petersilie
50 g Parmesan
2 EL Rapsöl
250 ml Gemüsebrühe
Pfeffer aus der Mühle
1 Prise Salz
Saft von ½ Zitrone
1 Prise Kurkumapulver
2 EL Sahne (Schlagobers) oder Sojasahne (Sojaobers)
80 g Kürbiskerne

ZUBEREITUNG

1. Kartoffeln und Zwiebel schälen und in kleine Würfel schneiden. Karotte und Kohlrabi schälen und in mundgerechte Stücke schneiden. Petersilie waschen, trocken schütteln und fein hacken. Parmesan reiben.

2. Zwiebel und Kartoffeln in heißem Rapsöl leicht anbraten. Die Hälfte der Gemüsebrühe zugießen und bei mittlerer Hitze einkochen lassen, dabei öfters umrühren. Dann Kohlrabi und Karotten zugeben und immer wieder etwas Gemüsebrühe dazugießen und verkochen lassen, bis das Gemüse gar ist (ca. 20 Minuten).

3. Mit Pfeffer, Salz, Zitronensaft und Kurkuma abschmecken. Sahne oder Sojasahne und Parmesan unterrühren. Zum Schluss mit Petersilie bestreuen. Eine beschichtete Pfanne erhitzen, Kürbiskerne darin anrösten. Kartoffel-Kohlrabi-Gemüse mit Kürbiskernen bestreut servieren.

Minestrone mit Bohnen

4 Portionen

ZUTATEN

600 g Suppengemüse nach Geschmack (Karotten, Zucchini, Fenchel, Porree, Blumenkohl, Brokkoli, Champignons)
1 Zwiebel
1 Stück Ingwer
2 EL Olivenöl
½ TL Bockshornkleesamen
Etwas Muskat
Pfeffer
1 TL Kreuzkümmel (Cumin), gemahlen
1,5–2 l Wasser oder Gemüsebrühe
200 g Bohnen, gekocht (z. B. Mungbohnen, Adzukibohnen)
Salz
1 TL Apfelessig
½ TL Paprikapulver
Frische Kräuter nach Geschmack (z. B. Petersilie)

ZUBEREITUNG

1. Suppengemüse waschen, putzen und in mundgerechte Stücke schneiden. Zwiebel und Ingwer schälen und fein hacken. Olivenöl in einem Topf erhitzen, Zwiebel zugeben und kurz andünsten. Gemüse, Ingwer, Bockshornkleesamen, Muskat, Pfeffer und Kreuzkümmel zugeben und mit etwa 1,5–2 Liter Wasser oder Gemüsebrühe aufgießen.

2. Die Suppe etwa 20 Minuten köcheln lassen. Dann gekochte Bohnen zugeben, weitere 5 Minuten köcheln. Mit Salz, Apfelessig, Paprikapulver abschmecken. Kräuter fein hacken und die Suppe damit verfeinern.

Die Verträglichkeit von Bohnen ist individuell sehr unterschiedlich. Mung- und Adzukibohnen sind kleiner als herkömmliche Bohnen und deshalb meist gut verträglich. Ideal ist, Bohnen 6–8 Stunden einzuweichen, dann Wasser weggeben und mit frischem Wasser für 40 Minuten weich kochen.

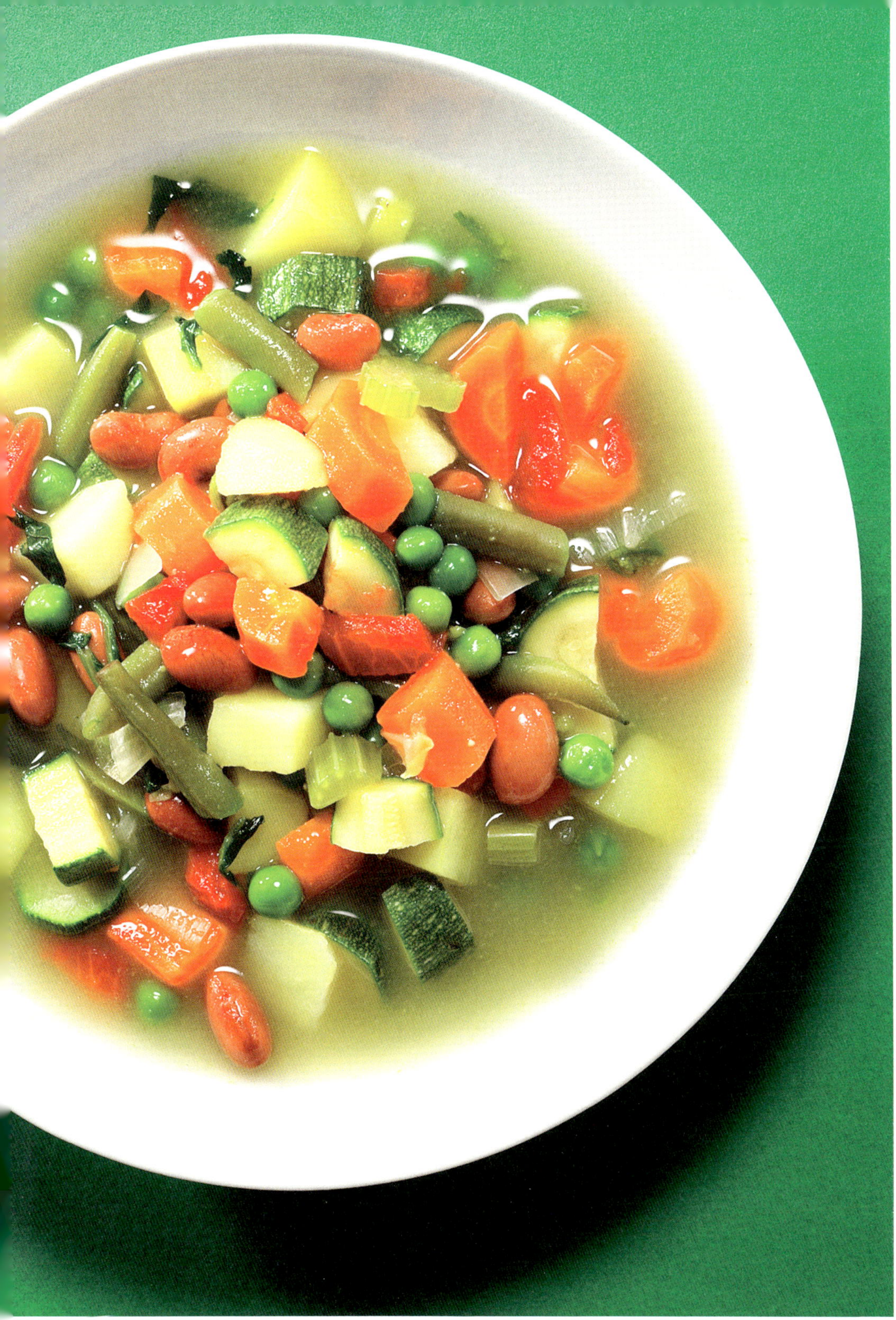

Radieschengemüse mit Fleischbällchen

2 Portionen

ZUTATEN

250 g Rinderhack
1 Ei
1 EL Garam Masala
oder Curry-Gewürzmischung
1 Prise Salz
2 EL Olivenöl (zum Braten)
1 Bund Radieschen
100 g Champignons
Pfeffer
Salz
½ Bund Basilikum
Saft von 1 Zitrone

ZUBEREITUNG

1. Das Hackfleisch mit Ei, Gewürzmischung und Salz gut vermengen. Mit feuchten Händen kleine Bällchen formen und diese in einer beschichteten Pfanne in etwas Olivenöl knusprig braun braten. Die Bällchen auf einem Teller mit Küchenpapier abtropfen lassen.

2. In der Zwischenzeit das Gemüse zubereiten: Radieschenblätter entfernen, aber einige, die schön saftig grün sind, aufbewahren. Radieschen waschen, Wurzeln und Stielansatz abschneiden und in Viertel oder Achtel schneiden. Radieschenstücke mit etwas Öl in der Pfanne dünsten. Champignons putzen, in Scheiben schneiden und zu den Radieschen geben. Mit Pfeffer und Salz abschmecken und 10 Minuten zugedeckt dünsten.

3. Radieschenblätter und Basilikum fein schneiden. Das fertige Radieschengemüse mit Zitronensaft und fein geschnittenen Blättern und Basilikum vermengen und mit den Fleischbällchen servieren.

Tipp: Als Beilage gekochtes Getreide (Reis, Hirse, Quinoa, Buchweizen) reichen.

Rinderfilet mit Kürbis-Kartoffel-Püree

2 Portionen

ZUTATEN

200 g Kartoffeln
300 g Kürbis (z. B. Hokkaido, Butternuss)
500 ml Wasser oder Gemüsebrühe
2 Rinderfilets à ca. 120 g
1 EL Rapsöl
1 Zweig Rosmarin
1 Apfel
Etwas Wasser oder Gemüsebrühe
1 EL Butter
Pfeffer
1 Prise Salz
½ Bund frischer Thymian

ZUBEREITUNG

1. Kartoffeln und Kürbis waschen, schälen und in Würfel schneiden. Wasser oder Gemüsebrühe erhitzen, das Gemüse darin ca. 20 Minuten weich dünsten.

2. Die Rinderfilets von allen Sehnen befreien. Öl in einer Pfanne erhitzen, Rosmarinzweig hinzufügen und das Fleisch darin auf jeder Seite ca. 5 Minuten braten, je nachdem wie durchgegart es sein soll. Dann das Fleisch aus der Pfanne nehmen und in Alufolie gewickelt weitere 5 Minuten ruhen lassen.

3. Apfel waschen, entkernen – das geht am besten mit einem Ausstecher – und in Scheiben schneiden. Die Apfelscheiben im Bratensatz auf beiden Seiten kurz anbraten. Das Gemüse in eine Schüssel geben, das Kochwasser auffangen. Das Gemüse mit einem Kartoffelstampfer oder dem Pürierstab zu einem Püree verarbeiten. Bei Bedarf etwas Kochwasser zugeben. Mit Butter, Pfeffer und Salz abschmecken. Thymianblättchen abzupfen und unterrühren.

4. Das Püree und die Apfelscheiben auf zwei Tellern anrichten, das Fleisch aufschneiden und auf den Apfelscheiben anrichten.

Fischfilet auf Rote-Rüben-Püree

2 Portionen

ZUTATEN

300 g Rote Rüben
300 g Kartoffeln
2 EL Olivenöl
½ TL Korianderkörner, ganz
2 EL Pinienkerne
1 Prise Salz
2 Fischfilets (ca. 250 g), z. B. Forelle
Pfeffer aus der Mühle
1 EL Weizen- oder Dinkelmehl
1 EL Butter
250 ml Gemüsebrühe
2 EL Saure Sahne (Sauerrahm)

ZUBEREITUNG

1. Den Backofen auf 200 °C vorheizen.

2. Rote Rüben und Kartoffeln schälen und in etwa 1 cm dicke Scheiben schneiden. Eine Auflaufform mit 1 EL Olivenöl einfetten und das Gemüse gleichmäßig darin verteilen. Koriander im Mörser grob zerstoßen und mit den Pinienkernen und Salz über dem Gemüse verteilen. Restliches Olivenöl darüberträufeln und das Gemüse etwa 40 Minuten backen.

3. Forellenfilets abspülen, trocken tupfen, mit Salz und Pfeffer würzen und in Mehl wenden.

4. Butter in einer Pfanne erhitzen. Das überschüssige Mehl von den Forellenfilets klopfen und zuerst mit der Haut nach unten etwa 2 Minuten braten. Dann vorsichtig wenden und weitere 2 Minuten braten. Fisch kurz warm stellen.

5. Das gebackene Gemüse in einen Topf geben und mit der Gemüsebrühe aufkochen. Mit einem Kartoffelstampfer zu Püree verarbeiten. Mit Pfeffer und Salz abschmecken und Saure Sahne unterrühren. Das Püree auf tiefen Tellern mit dem Forellenfilet anrichten.

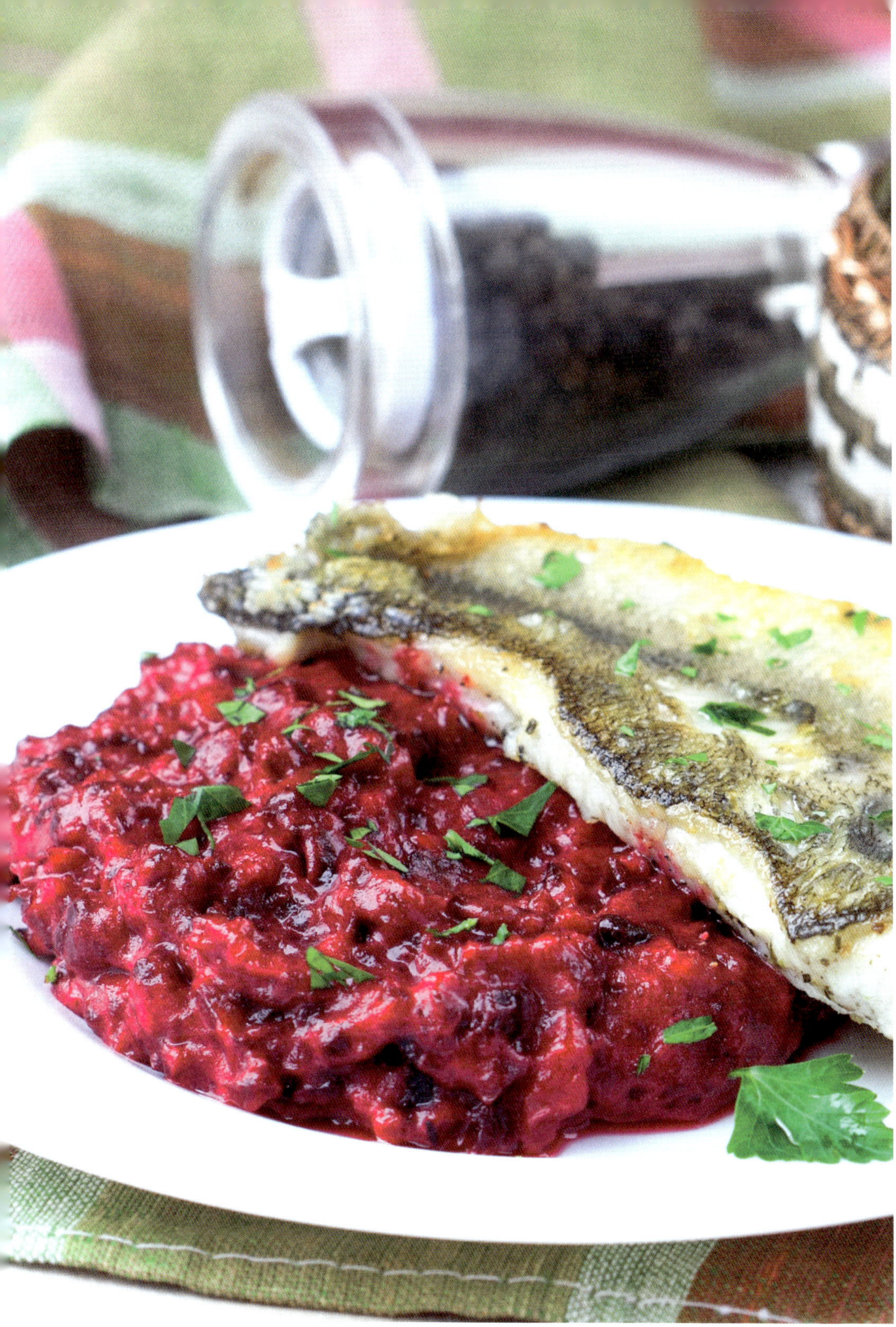

Kürbisgemüse mit Fisch

2 Portionen

ZUTATEN

100 g Kürbiskerne
250 g Fischfilet
(z. B. Wels, Forelle, Saibling)
Saft von ½ Zitrone
1 Prise Salz
Pfeffer aus der Mühle
1 EL Rapsöl
400 g Kürbis (z. B. Butternuss)
1 Zwiebel
1 EL Olivenöl
½ Bund Petersilie
½ Bund Basilikum

ZUBEREITUNG

1. Backofen auf 180 °C vorheizen.

2. Kürbiskerne in einer beschichteten Pfanne ohne Fett anrösten, kurz auskühlen lassen und dann fein hacken. Fischfilets waschen, putzen, mit Zitronensaft beträufeln und mit Salz und Pfeffer würzen. Die Filets am dicken Ende beginnend zu einem Röllchen einrollen und in den gehackten Kürbiskernen wälzen.

3. Zwei Kaffeetassen oder kleine Backformen mit Rapsöl ausstreichen und die Fischröllchen in die Tasse setzen. Im Backofen 15–20 Minuten garen.

4. In der Zwischenzeit den Kürbis schälen und in kleine Würfel schneiden. Zwiebel schälen und fein hacken. In einem Topf Olivenöl erhitzen, Kürbiswürfel und Zwiebel darin anbraten, mit Pfeffer und Salz abschmecken. Bei Bedarf etwas Wasser zugeben und 10–15 Minuten weich dünsten.

5. Petersilie und Basilikum fein hacken und zum Kürbisgemüse geben. Kürbisgemüse auf zwei Teller verteilen und mit dem Fisch anrichten.

Tipp: Als Beilage Petersilkartoffeln oder gekochtes Getreide (z. B. Hirse, Quinoa, Buchweizen) servieren.

Rezepte

Desserts – für besondere Momente

Apfel-Nuss-Schmarren mit Couscous

2 Portionen

ZUTATEN

2 Tassen Wasser
1 Tasse Couscous
1 EL Rosinen
2 Äpfel
20 g Butter
1 Prise Zimt
2 EL Mandeln, grob gehackt
1 Prise Kardamompulver
1 Prise Kurkumapulver
1 Prise Kakaopulver

ZUBEREITUNG

1. Wasser erhitzen. Couscous und Rosinen in einer Schüssel mit kochendem Wasser übergießen. Gut durchrühren und 3–5 Minuten quellen lassen.

2. Äpfel waschen, das Kerngehäuse entfernen und in dünne Scheiben schneiden. In einer Pfanne Butter schmelzen lassen, die Äpfel darin kurz andünsten und mit Zimt würzen.Nüsse und Couscous-Mischung dazugeben. Alles kurz rösten, mit Kardamom-, Kurkuma- und Kakaopulver abschmecken und am besten heiß servieren.
Bei Bedarf mit Honig süßen.

Tipp: Wer es morgens besonders eilig hat, kann die Couscous-Mischung bereits am Abend zuvor vorbereiten. In der Früh braucht man dann nur noch die Äpfel zu dünsten und zusammen mit dem Couscous erwärmen.

Äpfel mit Knusperstreusel

2 Portionen

ZUTATEN

Saft und Schale von ½ Zitrone
2 Äpfel
30 g Butter
1 EL Honig
Mark einer Vanilleschote
½ TL Kardamompulver
½ TL Nelkenpulver
60 g Haferflocken
1 Prise Salz
1 TL Kakaopulver

ZUBEREITUNG

1. Backofen auf 180 °C vorheizen.

2. Zitrone waschen, die Schale abreiben und den Saft einer halben Zitrone auspressen. Äpfel schälen, vierteln und entkernen. Die Apfelstücke in Spalten oder Scheiben schneiden und in einer Auflaufform mit Zitronensaft beträufelt einlegen.

3. In einer Schüssel kalte Butter mit Honig, Vanille, Kardamom-, Nelkenpulver, Haferflocken, Salz und Kakaopulver mit den Fingern verkrümeln, bis Streusel entstehen. Diese Streusel über die Äpfel verteilen und im Backofen ca. 30 Minuten goldbraun backen.

Mandelpudding mit Beeren

2 Portionen

ZUTATEN

500 ml Reis-, Mandel- oder Hafermilch
1 Prise Kakaopulver
3 EL Mandelmus
2 EL Vollrohrzucker
½ TL Kardamom
1 Prise Salz
4 EL Speisestärke (Kuzu, Pfeilwurzelmehl, Mais- oder Kartoffelstärke)
200 g Beeren (Heidelbeeren, Brombeeren, Johannisbeeren)

ZUBEREITUNG

1. Milch mit Kakaopulver, Mandelmus, Zucker, Kardamom und einer Prise Salz aufkochen. Die Speisestärke mit etwas kaltem Wasser anrühren, in die kochende Milch geben und aufkochen lassen.

2. Kleine Förmchen oder Tassen mit kaltem Wasser ausspülen und gleichmäßig mit dem Pudding befüllen. Die Beeren waschen, abtropfen lassen und zu dem Pudding servieren.

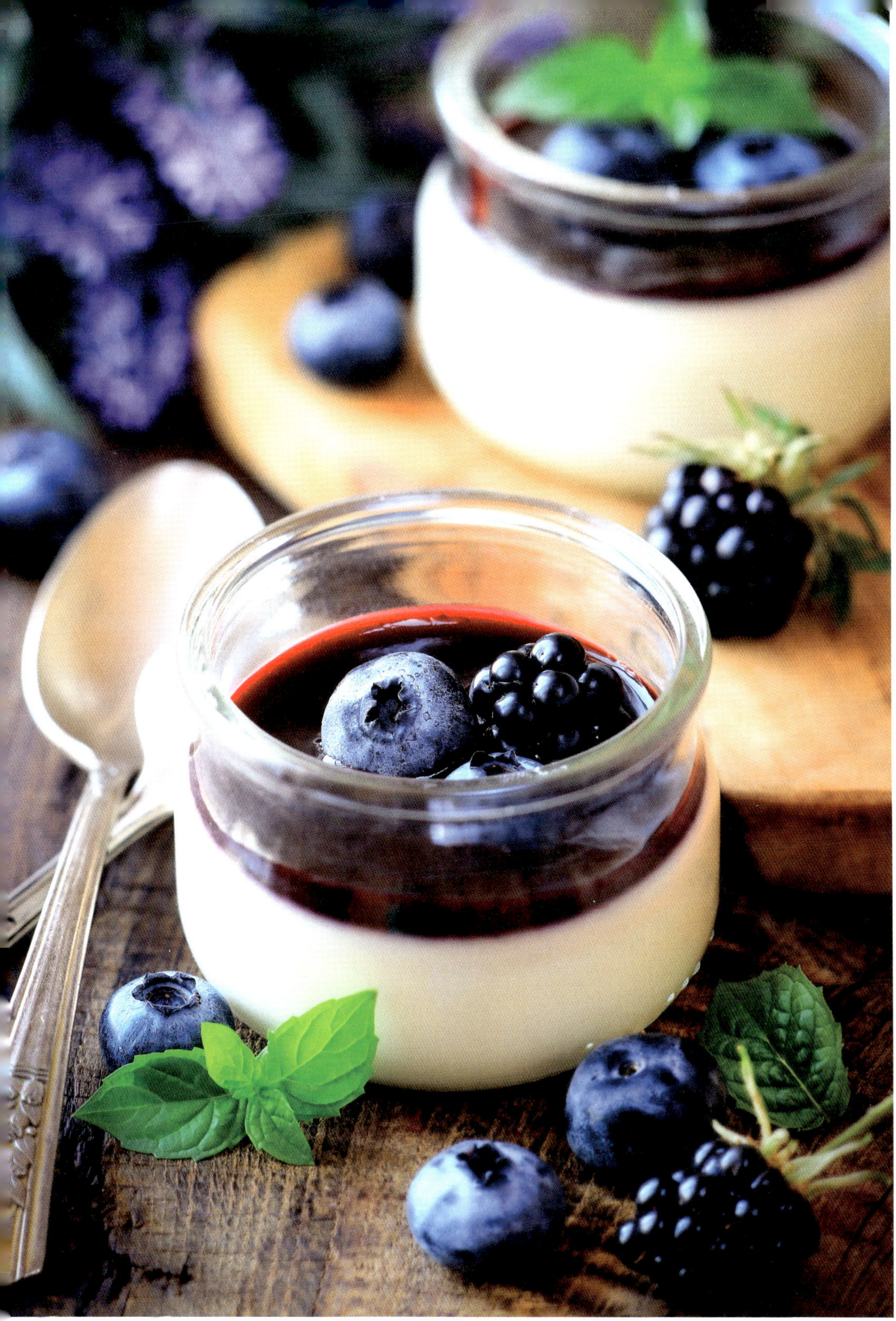

Zucchinikuchen

12–14 Stück

ZUTATEN

250 g Zucchini
4 Eier
1 Prise Salz
100 g Vollrohrzucker
1 TL Vanillezucker
200 g Mandeln, gemahlen
1 TL Zimt
Butter (zum Einfetten der Form)

ZUBEREITUNG

1. Den Backofen auf 180 °C vorheizen.

2. Zucchini waschen und grob reiben. Eier trennen, das Eiklar mit einer Prise Salz steif schlagen. Die Eidotter mit Zucker und Vanillezucker mit dem Handmixer schaumig rühren. Die Zucchiniraspel, 180 g Mandeln und Zimt vorsichtig untermischen, dann den Eischnee unterheben.

3. Eine Kastenform einfetten und mit dem Rest der gemahlenen Mandeln ausstreuen. Die Masse einfüllen. Den Zucchinikuchen 30–40 Minuten backen. Auskühlen lassen und aus der Form lösen.

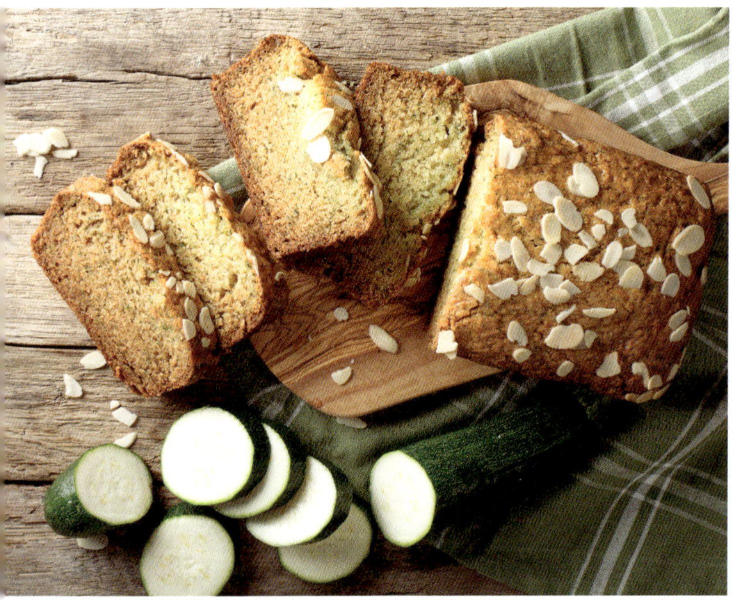

Maroniknödel mit Apfelkompott

2 Portionen

ZUTATEN

2 Äpfel
1 daumengroßes Stück Ingwer
150 ml Wasser
4 Gewürznelken
Saft von ½ Zitrone
1 kleiner Zweig Rosmarin
½ Glas Maronipüree
50 g Schokolade (70 % Kakaoanteil)
2 EL Kokosraspel

ZUBEREITUNG

1. Äpfel waschen, vierteln, die Kerngehäuse entfernen und in Spalten schneiden. Ingwer fein hacken. In einem Topf etwas Wasser erhitzen und die Apfelspalten mit Gewürznelken, Ingwer, Zitronensaft und Rosmarin einige Minuten weich kochen.

2. Maronipüree in einer Schüssel mit einer Gabel etwas auflockern und mit feuchten Händen zu kleinen Kugeln formen. Schokolade im Wasserbad schmelzen und die Maroniknödel durch die Schokolade ziehen, dann in den Kokosraspeln rollen und auf einem Teller fest werden lassen.

3. Das Apfelkompott auf einem Teller oder einer flachen Schüssel anrichten und mit den Maroniknödeln servieren.

Rote Grütze – Grüne Grütze

2 Portionen

ZUTATEN

Für die Rote Grütze

75 g rote Johannisbeeren (Ribiseln)
150 g Kirschen und/oder Weichseln
50 g schwarze Johannisbeeren
50 g Himbeeren
125 ml Wasser
Etwas geriebene Orangen- oder Zitronenschale
1 EL Honig
1 Prise Kardamompulver
1 EL Speisestärke oder Pfeilwurzelmehl

Für die Grüne Grütze

200 g Stachelbeeren
2 Kiwis
100 ml Wasser
1 EL Honig
1 Prise Kardamompulver
Etwas geriebener Ingwer
1 EL Speisestärke oder Pfeilwurzelmehl

ZUBEREITUNG

1. Für die Rote Grütze Johannisbeeren von den Stielen zupfen, Kirschen/Weichseln entkernen. Wasser in einem Topf mit dem Obst, geriebener Orangen- oder Zitronenschale, Honig und Kardamom aufkochen und ein paar Minuten bei mittlerer Hitze zu einem Kompott einkochen. Speisestärke in etwas kaltem Wasser anrühren, zum Kompott geben und nochmals aufkochen, bis es sämig wird. Die Rote Grütze dann auskühlen lassen und gekühlt servieren.

2. Für die Grüne Grütze Stachelbeeren putzen, Stiele und Kelchblätter entfernen. Kiwis schälen und vierteln. Wasser in einem Topf mit dem Obst, Honig, Kardamom und Ingwer aufkochen und ein paar Minuten bei mittlerer Hitze zu einem Kompott einkochen. Speisestärke in etwas kaltem Wasser anrühren, zum Kompott geben und nochmals aufkochen, bis es sämig wird. Die Grüne Grütze dann auskühlen lassen und gekühlt servieren.

Tipp: Bei Roter oder Grüner Grütze ist erlaubt, was gefällt. Am besten nutzt man, was gerade im Garten Saison hat. Aus Pfirsichen, gelben Stachelbeeren, Ananas, Bananen oder anderen gelben Früchten können Sie beispielsweise Gelbe Grütze herstellen.

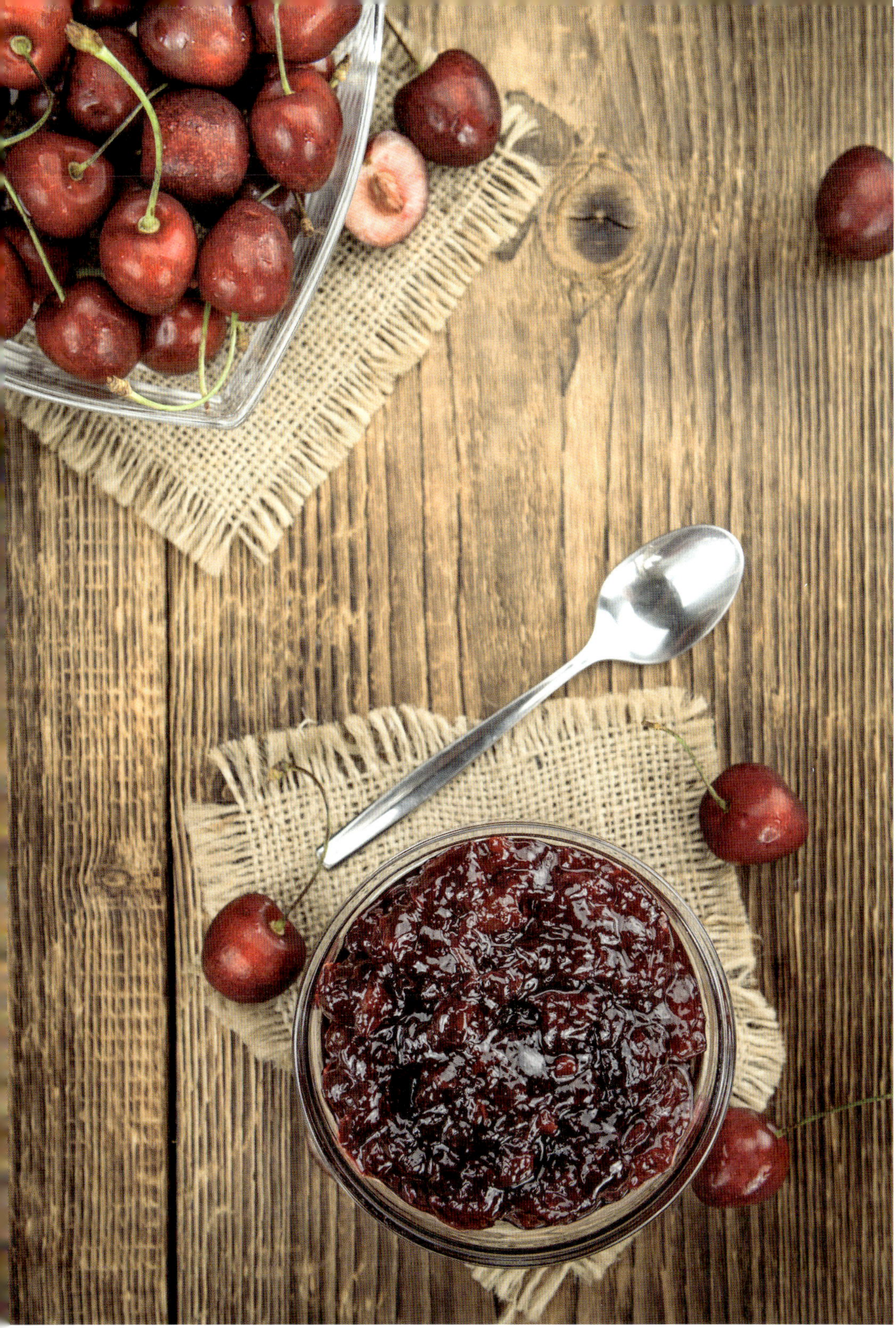

Hinweis
Die Autorin hat für die Inhalte dieses Buches nach bestem Wissen und Gewissen recherchiert und stellt mit den angebotenen Informationen keinen Anspruch auf Vollständigkeit. Weder sie noch der Verlag können Haftung in Bezug auf die Inhalte übernehmen.

Liebe Leserin, lieber Leser,

hat Ihnen dieses Buch gefallen? Dann freuen wir uns über Ihre Weiterempfehlung!
Erzählen Sie in Ihrem Freundeskreis davon, in Ihrer Buchhandlung, oder bewerten Sie es online.

Wollen Sie weitere Informationen zum Thema? Möchten Sie mit der Autorin in Kontakt treten?
Wir freuen uns auf Austausch und Anregung unter **leserstimme@styriabooks.at**

Inspiration, Geschenkideen und gute Geschichten finden Sie auf **www.styriabooks.at**

KNEIPP
VERLAG WIEN

ISBN 978-3-7088-0776-8

Covergestaltung: Emanuel Mauthe
Layout und Buchgestaltung: Johanna Uhrmann, www.johannauhrmann.at
Lektorat: Christine Dobretsberger, www.lineaart.at

Fotos: *Getty Images:* Cover und S. 81 margouillatphotos, S. 2 nortonrsx, S. 9 skynesher, S. 10 SStajic, S. 15 hdagli, S. 20 Image Source, S. 20 3drenderings, S 20Molekuul, S. 20 margouillatphotos, S. 21 EmirMemedovski, S. 23 LaylaBird, S. 24–25 Jovanmandic, S. 29 RedHelga, S. 38 Moncherie, S. 42 PeopleImages, S. 47 skynesher, S. 52 Catalina-Gabriela Molnar, S. 55 pidjoe, S. 56 Qwart, S. 63 JimDPhoto, S. 67 KarinaUrmantseva, S. 71 AmalliaEka, S. 75 nata_vkusidey, S. 78 VeselovaElena, S. 87 bhofack2, S. 91 OlgaMiltsova, S. 93 FotografiaBasica, S. 101 Dar1930, S. 105 Andrey Zhuravlev, S. 109 Tatiana Gorbunova, S. 110 Naked King, S. 113 miomea, S. 117 Marina_Lapina, S. 123 Kuvona, S. 124 ALLEKO, S. 127 HandmadePictures, Innenklappe vorne letterberry
AdobeStock: S. 12 BillionPhotos.com, S. 50 ozgur, S. 61 Stephanie Frey, S. 88 Africa Studio, S. 97 mizina

Druck und Bindung: GRASPO
Printed in the EU
7 6 5 4 3 2 1